A. E. Omurzakova

# REANIMAÇÃO PRIMÁRIA DO RECÉM-NASCIDO

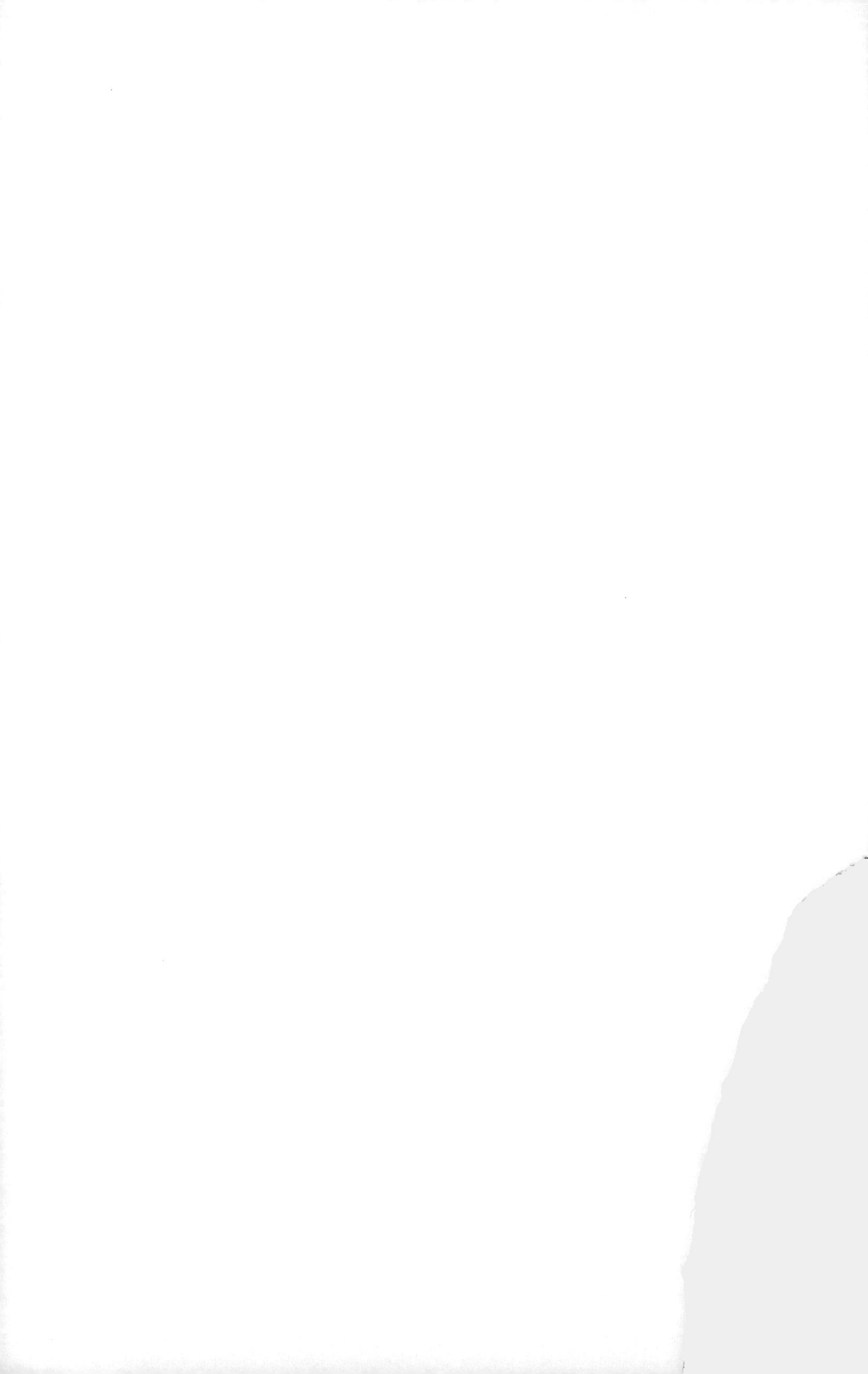

A. E. Omurzakova

# REANIMAÇÃO PRIMÁRIA DO RECÉM-NASCIDO

Manual de metodologia para estudantes de instituições médicas, residentes clínicos e médicos

ScienciaScripts

**Imprint**

Any brand names and product names mentioned in this book are subject to trademark, brand or patent protection and are trademarks or registered trademarks of their respective holders. The use of brand names, product names, common names, trade names, product descriptions etc. even without a particular marking in this work is in no way to be construed to mean that such names may be regarded as unrestricted in respect of trademark and brand protection legislation and could thus be used by anyone.

Cover image: www.ingimage.com

This book is a translation from the original published under ISBN 978-620-7-45602-4.

Publisher:
Sciencia Scripts
is a trademark of
Dodo Books Indian Ocean Ltd. and OmniScriptum S.R.L publishing group

120 High Road, East Finchley, London, N2 9ED, United Kingdom
Str. Armeneasca 28/1, office 1, Chisinau MD-2012, Republic of Moldova, Europe
Printed at: see last page
ISBN: 978-620-7-41231-0

**MINISTÉRIO DA EDUCAÇÃO E DA CIÊNCIA REPÚBLICA DO QUIRGUIZISTÃO**

**UNIVERSIDADE ESTATAL DE OSH**

**FACULDADE DE MEDICINA INTERNACIONAL
DEPARTAMENTO DE DISCIPLINAS CLÍNICAS 3**

A. E. Omurzakova

# REANIMAÇÃO PRIMÁRIA DO RECÉM-NASCIDO

Manual de metodologia para estudantes de instituições médicas, residentes clínicos e médicos

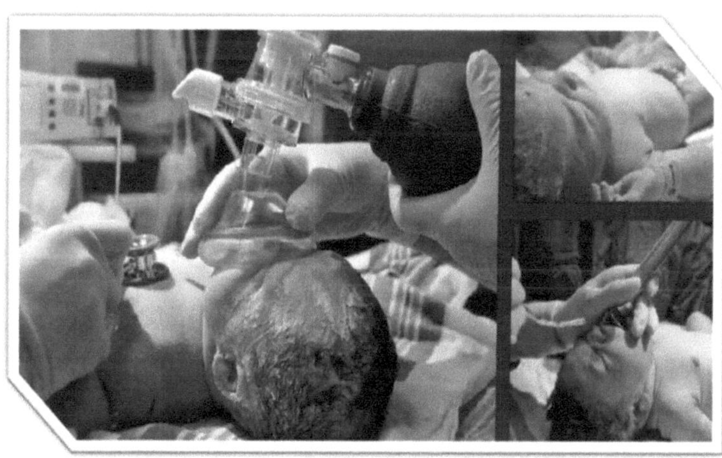

Osh, 2023

As recomendações metodológicas estabelecem recomendações práticas para a prestação de reanimação primária a recém-nascidos de acordo com os princípios da reanimação ABCD e protocolos clínicos sobre neonatologia aprovados pelo Ministério da Saúde da República do Quirguistão n.º 104, de 10 de fevereiro de 2016, tendo em conta as recomendações da AAP e da ACA.

As directrizes foram concebidas para profissionais de saúde pública, residentes clínicos e estudantes universitários para melhorar o desenvolvimento de competências práticas utilizando equipamento de simulação.

# DICIONÁRIO TERMINOLÓGICO

| | |
|---|---|
| AAP | American academy of pediatrics |
| ACA | American cardiology association |
| MVV | Minute ventilation volume |
| RDS | Respiratory distress syndrome |
| ICU | Intensive care unit |
| HR | Heart rate |
| PEEP | Positive end - expiratory pressure<br>positive pressure at the end of exhalation |
| PIP | Peak inspiratory pressure |
| ET | Endotracheal tube |
| CPAP | Continuous positive airway –continuous positive airway pressure |
| SV | Stroke volume |
| BR | Breathing rate |
| ABC | Airway (respiratory tract), Breathing (respiration), with Circulation (blood circulation) resuscitation algorithm |
| CBV | Circulating blood volume |

| | |
|---|---|
| ICUN | Intensive care unit for newborns |
| MV | Mechanical ventilation |
| AV | Assisted ventilation |
| Pa CO2 | Partial pressure of CO2 in the alveolar air |
| Pa O2 | Partial pressure of O2 in the alveolar air |
| Pa CO2 | Partial pressure of CO2 in arterial blood |
| Pa O2 | Partial pressure of O2 in arterial blood |
| CVC | Central venous catheter |
| MVV | Minute volume of ventilation |

# INTRODUÇÃO.

Ter um bebé é um processo complexo e, em alguns casos, inseguro. A hipóxia fetal grave ante e intranatal é uma das principais causas de elevada morbilidade e mortalidade perinatal na República do Quirguizistão. A reanimação primária eficaz dos recém-nascidos na sala de partos pode reduzir significativamente os efeitos adversos da hipoxia perinatal. Mais de 90% dos bebés nascem facilmente, com pouco apoio externo ou de forma completamente independente. Cerca de 10% de todos os recém-nascidos necessitam de quaisquer medidas para iniciar a respiração espontânea após o nascimento. Menos de 1% dos bebés necessitam de medidas avançadas de reanimação [3]. E para ajudar esses poucos por cento de recém-nascidos que precisam de intervenção adicional, foi criado um programa de reanimação de recém-nascidos. Apesar do facto de a proporção de recém-nascidos que necessitam de reanimação não ser muito elevada, o seu número absoluto é significativo devido ao elevado número de nascimentos. As consequências da não prestação de cuidados de reanimação a um recém-nascido podem ser fatais ou levar a problemas que se prolongam ao longo da vida da pessoa. Ao longo dos últimos tempos, tanto no nosso país como no estrangeiro, acumulou-se uma grande experiência clínica na reanimação primária de recém-nascidos de diferentes idades gestacionais, cuja generalização permitiu identificar reservas para aumentar a eficácia tanto de medidas médicas individuais como de todo o complexo de reanimação primária. No entanto, é também muito importante prestar corretamente os cuidados de reanimação. De acordo com várias estimativas, de 0,5 a 2% dos bebés de termo e de 10 a 20% dos bebés prematuros e prematuros necessitam de medidas de reanimação primária na maternidade. Além disso, a necessidade de reanimação primária em crianças nascidas com um peso corporal de 1000-1500 gr. é de 25 a 50% das crianças, e em crianças com um peso inferior a 1000 g - de 50 a 80% ou mais [2].

A reanimação primária eficaz do recém-nascido na sala de parto pode reduzir significativamente os efeitos adversos da hipoxia perinatal. No passado, tanto no nosso país como no estrangeiro, adquiriu-se uma grande experiência clínica na reanimação primária de recém-nascidos de diferentes idades gestacionais, cuja generalização nos permitiu identificar reservas para aumentar a eficácia das medidas médicas individuais e de todo o complexo de reanimação primária como um todo. Assim, estas recomendações estabelecem princípios e algoritmos modernos, reconhecidos internacionalmente e testados na prática, para a reanimação primária de recém-nascidos.

Assim, estas recomendações estabelecem princípios e algoritmos modernos, reconhecidos internacionalmente e testados na prática, para a reanimação primária de recém-nascidos. No entanto, para a sua introdução em grande escala na prática médica e para manter um elevado nível de qualidade dos cuidados médicos prestados aos recém-nascidos, é necessário organizar a formação dos profissionais de saúde numa base contínua em cada hospital obstétrico. A implementação precoce de abordagens actualizadas aos cuidados primários e de reanimação dos recém-nascidos reduzirá a mortalidade neonatal e infantil e a incapacidade desde a infância e melhorará a qualidade dos cuidados médicos prestados aos recém-nascidos [2].

## O objetivo da aula:

Capaz de aplicar os conhecimentos adquiridos nas aulas práticas sobre a reanimação primária e os cuidados intensivos de recém-nascidos nascidos em asfixia; aprender a diagnosticar outras condições patológicas do recém-nascido, determinar as tácticas terapêuticas em função da situação clínica específica, avaliar a eficácia do tratamento.

**A lista de conceitos básicos que um aluno deve dominar na lição especificada:**

1.  Características anatómico-fisiológicas do feto e do recém-nascido;

2.  Reestruturação dos sistemas respiratório e cardiovascular após o nascimento de uma criança;

3.  Aspectos patogénicos e manifestações clínicas de várias condições patológicas em recém-nascidos que requerem cuidados intensivos e reanimação;

4.  Mecanismo da primeira respiração;

5.  Etiologia e patogénese da asfixia;

6.  Instrumentos e equipamentos necessários para a prestação de cuidados primários de reanimação;

7.  Avaliação do estado do recém-nascido segundo a escala de Apgar;

8.  Os princípios básicos da reanimação e dos cuidados intensivos dos recém-nascidos nascidos em asfixia, bem como de outras condições patológicas (síndrome de dificuldade respiratória de tipo 1, aspiração de mecónio, síndrome mãe-filho com diabetes mellitus).

**A lista de competências que um aluno deve adquirir:**

1.  Avaliar corretamente o quadro clínico das diferentes patologias do período neonatal;

2.  Determinar as indicações para a reanimação primária do recém-nascido com asfixia de gravidade variável (escala de Apgar) e a quantidade de assistência prestada ;

3.  Princípios da prestação de assistência ao recém-nascido nascido em asfixia, de acordo com as posições do ABC da reanimação;

4.  Técnica de libertação das vias respiratórias do recém-nascido;

5.  A técnica de encenação da mesma sonda;

6.  Técnico para a preparação de um cateter umbilical;

**7.** A técnica de ventilação por máscara e os erros da sua aplicação incorrecta;

**8.** Técnica de intubação da traqueia;

**8.** Sinais de inserção correcta e incorrecta do tubo endotraqueal;

**9.** Técnica de massagem indireta do coração;

**10.** Terapêutica medicamentosa para a reanimação primária de recém-nascidos;

**11.** Avaliar a eficácia da terapia através da monitorização virtual.

## ALTERAÇÃO DOS
## SISTEMAS RESPIRATÓRIO E CARDIOVASCULAR
## APÓS O NASCIMENTO DE UM RECÉM-NASCIDO

Antes do nascimento, o oxigénio, que é utilizado pelo corpo do feto, difunde-se através das membranas placentárias do sangue da mãe para o sangue do feto, e apenas uma pequena parte do sangue do feto passa pelos pulmões. Estes últimos não funcionam como fonte de oxigénio nem como órgão de libertação de dióxido de carbono, pelo que a perfusão sanguínea para os pulmões do feto é menos importante. No útero, os pulmões do feto aumentam de volume, mas os potenciais sacos aéreos dos pulmões (alvéolos) estão cheios de líquido em vez de ar (Fig. 1).

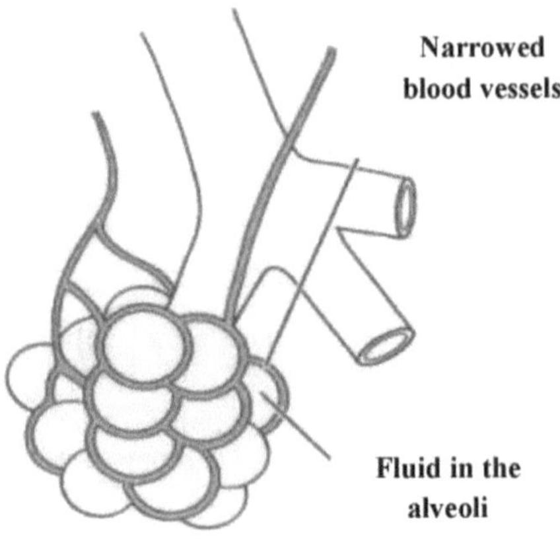


*Fig. 1*. **Alvéolos cheios de líquido e vasos estreitos antes do nascimento.**

Após o nascimento, o bebé deixa de estar associado à placenta e já está dependente dos pulmões como única fonte de oxigénio. Neste sentido, é necessário que, nos primeiros segundos após o nascimento, os pulmões se encham de oxigénio, os vasos pulmonares se dilatem para assegurar a perfusão dos alvéolos e a absorção de oxigénio, seguindo-se a sua entrega com sangue a todos os órgãos e tecidos do corpo. O líquido alveolar é absorvido pelo tecido pulmonar e os alvéolos ficam cheios de ar. O oxigénio difunde-se para os vasos sanguíneos que rodeiam os alvéolos. Após a clampagem das artérias e da veia do cordão umbilical, o fluxo sanguíneo vascular placentário, que tem uma baixa resistência, é separado da corrente sanguínea da criança, o que aumenta a pressão sanguínea sistémica. Devido à expansão do gás nos pulmões e ao aumento da concentração de oxigénio nos alvéolos, os vasos sanguíneos do tecido pulmonar expandem-se. Esta expansão, juntamente com um aumento da pressão sanguínea sistémica, leva a um aumento acentuado do fluxo sanguíneo pulmonar e a uma diminuição do fluxo sanguíneo através do canal arterial. O oxigénio dos alvéolos é absorvido devido ao aumento da perfusão pulmonar e o sangue enriquecido com oxigénio regressa ao coração esquerdo, de onde segue para os tecidos do recém-nascido. Com o aumento do nível de oxigénio no sangue e a expansão dos vasos sanguíneos dos pulmões, o canal arterial começa a estreitar-se. O sangue, que costumava passar através do canal arterial para a aorta, vai agora para os pulmões, capta a maior parte do oxigénio neles contido e fornece-os a todos os tecidos e órgãos (Fig. 2).

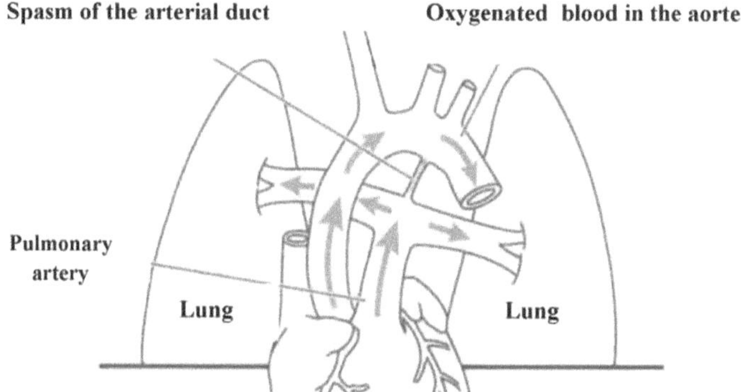


*Fig.2* **Reestruturação dos sistemas respiratório e cardiovascular após o nascimento do bebé.**

Assim, no final do período de adaptação fisiológica precoce, o recém-nascido respira ar e recebe oxigénio em resultado do funcionamento dos seus próprios pulmões. O seu primeiro choro e a sua primeira respiração devem ser suficientemente fortes para que o líquido pulmonar saia das vias respiratórias. Assim que entra oxigénio suficiente no sangue do bebé, a sua pele cianótica torna-se rosada[4].

## ASFIXIA DOS RECÉM-NASCIDOS.

**Classificação:**

**Asfixia neonatal moderada** - a respiração espontânea é irregular ou ausente, a frequência cardíaca é normal (frequência cardíaca > 100 batimentos / min), o tónus muscular é relativamente bom, a pele é cianótica.

**Asfixia neonatal grave** - respiração espontânea irregular ou ausente, frequência cardíaca <100 batimentos / min ou ausente, tónus muscular baixo, pele cianótica ou pálida.

**Esta classificação aplica-se apenas nas primeiras horas após o nascimento!**

**Patogénese da asfixia dos recém-nascidos.**

O primeiro sinal clínico de comprometimento fetal devido a asfixia, que está associado tanto ao período pré-natal como ao intranatal, é uma diminuição da frequência cardíaca, que é causada por uma violação do fluxo sanguíneo na placenta ou no cordão umbilical. Os problemas que ocorrem após o nascimento estão mais frequentemente associados ao trato respiratório do bebé. São os seguintes:

**1.** A criança não respira com vigor suficiente, o que não permite deslocar o líquido pulmonar ou o mecónio dos alvéolos e fazer penetrar o ar nos alvéolos. Como resultado, os pulmões não estão cheios de ar e o oxigénio não penetra no sangue na circulação pulmonar.

**2.** O aumento esperado da pressão arterial não ocorre devido a uma perda significativa de sangue, a uma redução da atividade contrátil do miocárdio ou a uma bradicardia resultante de hipoxia.

**3.** Ocorre um espasmo prolongado das arteríolas pulmonares devido à falta de oxigénio ou a um aumento insuficiente do volume de gás nos pulmões. Estes vasos podem permanecer contraídos, o que interfere com a oxigenação dos tecidos do corpo (hipertensão pulmonar persistente). Juntamente com o espasmo persistente dos vasos pulmonares, também se verifica um estreitamento das arteríolas nos intestinos, rins, músculos e pele. Ao mesmo tempo, o fornecimento de sangue ao coração e ao cérebro não é afetado inicialmente. Esta redistribuição do fluxo sanguíneo, devido à centralização da circulação sanguínea, ajuda a manter as funções dos órgãos vitais. No entanto, se a falta de oxigénio for prolongada, a função miocárdica piora, o débito cardíaco diminui e o fornecimento de sangue a todos os órgãos diminui no futuro. A perfusão e oxigenação inadequadas dos tecidos podem resultar em lesões no cérebro e noutros órgãos ou na morte. Uma criança pode revelar um ou mais sinais desta doença: cianose devido a um teor reduzido de oxigénio no sangue; bradicardia devido a um fornecimento insuficiente de oxigénio ao músculo cardíaco ou ao cérebro; pressão arterial baixa devido a um fornecimento insuficiente de oxigénio ao miocárdio, perda de sangue ou retorno insuficiente de sangue da placenta antes e/ou durante o parto; inibição do reflexo respiratório devido a uma oxigenação reduzida do cérebro; diminuição do tónus muscular devido a um fornecimento insuficiente de oxigénio ao cérebro e aos músculos. A primeira violação em condições de deficiência de oxigénio é a paragem respiratória. Após tentativas frequentes de inspiração, ocorre a apneia primária, em que a estimulação através da limpeza da pele ou de pancadinhas nos pés pode levar ao restabelecimento da respiração. No entanto, se a falta de oxigénio persistir e a criança fizer várias respirações ineficazes, ocorre um estado de apneia secundária. Nesta altura, a estimulação tátil já não permite uma respiração espontânea. Para parar o processo patológico nesta fase, é necessário iniciar a ventilação artificial dos pulmões. A escala de Apgar ajuda a avaliar o estado do recém-nascido na sala de partos, de acordo com a qual o neonatologista pode decidir se a criança nasceu com ou sem asfixia.

## INSTALAÇÕES E EQUIPAMENTOS PARA A AJUDA À INVESTIGAÇÃO PRIMÁRIA.

Para a reanimação primária de recém-nascidos, são utilizados principalmente os seguintes equipamentos e materiais

1. As luvas são esterilizadas ou limpas;

2. Relógio - temporizador;

3. Mesa de reanimação com aquecimento;

4. Película de plástico de qualidade alimentar (para bebés prematuros com um período de gestação inferior a 29 semanas);

5. O 2 com um medidor de caudal;

6. Oxímetro de pulso com sensores para recém-nascidos;

7. Estetoscópio;

8. Instrumento de sucção elétrico ou pera individual esterilizada para aspirar o muco;

9. Saco de respiração auto-curativo de 250 e 500 ml;

10. Máscaras faciais dos tamanhos - 00; 0; 1;

11. Conjunto para intubação: um laringoscópio com lâminas rectas de tamanho 0 - para os nascidos a termo e 1- para os nascidos a termo;

12. Lâmpadas e pilhas de reserva para um laringoscópio;

13. Aspirador de mecónio;

14. Cateteres de aspiração (tamanhos - 5 Fr , 8 Fr , 10 Fr , 12 Fr , 14 Fr );

15. Tubos endotraqueais com um diâmetro de 2; 2,5; 3,0; 3,5; 4,0;

16. Sonda gástrica 5 Fr , 8 Fr;

17. Cateter umbilical de tamanho 5 Fr , 6 Fr;

18. Seringas 1.0; 2.0; 5.0; 10.0; 20.0 ml;

19. Solução salina a 0,9%;

20. Epinefrina (Adrenalina) 0,1% ou 0,18% (conservar de acordo com as instruções);

21. Tesoura;

22. Gesso;

23. Dispositivo de reanimação/ventilador manual com conetor em T,

cânulas nasais (se possível).

**Factores que indicam a possível necessidade de cuidados de reanimação para um recém-nascido na sala de partos.**

**Factores pré-natais:**

*   Diabetes materna;
*   Perturbações hipertensivas durante a gravidez;
*   Doença hipertensiva;
*   Patologia crónica da mãe (cardiovascular, neurológica, pulmonar, renal);
*   Doenças da tiroide;
*   Anemia grave;
*   Rh - sensibilização;
*   História de morte fetal ou do recém-nascido;
*   Hemorragia no II, III trimestre;
*   Polihidrâmnios e baixo nível de água;
*   Descarga prematura de líquido amniótico     ;
*   Gravidez adiada;
*   Gravidez múltipla;
*   Inconsistência do tamanho do feto com a idade gestacional;
*   Terapêutica medicamentosa (sulfato de magnésio, bloqueadores adrenérgicos);
*   Consumo de drogas pela mãe;
*   Anomalias no desenvolvimento do feto;
*   Diminuição da atividade fetal;
*   Falta de cuidados pré-natais.

**Factores intranatais:**

*   Cesariana de emergência;
*   Parto forçado ou extração fetal por vácuo;

- Apresentação pélvica ou outros tipos patológicos de apresentação do feto;

- Nascimento prematuro;

- Entrega induzida/precipitada   ;

- Corioamnionite;

- Longo período sem água     (>        18 horas antes da entrega)

- Longo período sem água     (>        24 horas)

- Longo período sem água  (> 2 horas)

- A bradicardia fetal é a natureza indistinta do ritmo cardíaco fetal;

- Anestesia geral

- Anomalias do parto (descoordenação, parto rápido ou acelerado);

- Prescrição de estupefacientes pela mãe 4 horas antes do parto;

- Líquido amniótico meconial;

- Prolapso do cordão umbilical;

- Descolamento do cordão umbilical;

- Placenta prévia.

## PONTUAÇÃO DO APGAR.

A avaliação é efectuada ao fim de 1 e 5 minutos. Se aos 5 minutos de vida a criança obtiver uma pontuação de Apgar inferior a 6 pontos, a avaliação deve ser repetida aos 10 minutos de vida.

| | Sign | 0 | 1 | 2 |
|---|---|---|---|---|
| **A** | **Activity** (muscle tone) | No reaction | Grimace | Cough |
| **P** | **Pulse** (heart rate) | Absent | <100 | $\geq 100$ |
| **G** | **Grimace** (reflex response to nasal catheter insertion) | Absent | Some flexion of the limbs | Active |
| **A** | **Appearance** (skin color) | Cyanotic or pale | The body is pink, the limbs are blue | Pink |
| **R** | **Respiration** (breath) | Absent | Slow, irregular | Good scream |

*Tabela 1.*

A avaliação da escala de Apgar é um método objetivo para quantificar o estado geral do corpo para medidas de reanimação em curso.

A classificação de Apgar não é utilizada para determinar a necessidade de reanimação, os tipos de medidas de reanimação e o momento em que são tomadas.

Uma pontuação baixa no Apgar após 5 minutos é preditiva do resultado.

***Factores que influenciam o índice de Apgar:***

1. Idade gestacional.

2. A mãe está a tomar medicamentos.

3. Infeção.

4. Doenças neuromusculares.

5. Patologia cardiopulmonar à nascença.

6. Avaliação da incoerência.

**Preparação do equipamento e das instalações da maternidade e do bloco operatório:**

*Antes de cada parto, é necessário verificar a temperatura na sala de partos:*

- A temperatura não deve ser inferior a 25 ° C no nascimento de um recém-nascido de termo, - no nascimento de um recém-nascido prematuro não deve ser inferior a 28 ° C;

- Não deve haver rascunhos.

### Antes da entrega com antecedência:
- ligar a fonte de calor radiante;
- aquecer a superfície da mesa de reanimação a 36-37 ° C;
- preparar fraldas quentes, gorro, cobertor, meias;
- preparar e enrolar um rolo sob os ombros a partir da fralda.

### Para reorganizar o VDP, preparar:
- equipamento para aspirar o conteúdo do trato respiratório superior;
- para um recém-nascido de termo, preparar um tubo gástrico de tamanho 8 fr, para um recém-nascido prematuro - 5 fr ;
- Seringa de 1 tempo - 20 ml para descompressão do conteúdo gástrico;
- gesso, tesoura.

### Preparar o equipamento para a ventilação pulmonar:
- saco autofundente com um volume de 250-500 ml;
- máscaras com rebordo macio tamanhos 00, 0 e 1;
- verificar o funcionamento da válvula de controlo, a integridade do saco.

### Verificar o sistema de alimentação da mistura ar-oxigénio:
- a presença de uma fonte de oxigénio com um fluxómetro (medidor de fluxo de oxigénio);
- fonte de ar comprimido;
- pressão, caudal, caudal da mistura ar-oxigénio deve ser de, pelo menos, 5 l / min;
- a presença de tubos de ligação;
- humidificador;
- Oxímetro de pulso com sensores para recém-nascidos;
- preparar e testar o kit de intubação;
- medidas adicionais para manter a temperatura corporal - uma película de plástico para embrulhar (alimentos).

**Avaliação do estado geral após o nascimento.**

*Após o nascimento, avaliar os sinais de nascimento vivo de um recém-nascido:*

- ondulação do cordão umbilical;
- respiração;
- batimento cardíaco;
- atividade motora.

**Como avaliar a respiração, o ritmo cardíaco e o tónus muscular:**

*Pontuação da respiração:*

Normalmente, a criança tem uma excursão ativa do tórax, e a frequência e a profundidade dos movimentos respiratórios aumentam alguns segundos após a estimulação tátil, sendo a norma normalmente 40-60 vezes por minuto. Os movimentos respiratórios convulsivos (respiração ofegante) são ineficazes e a sua presença num recém-nascido requer uma série de medidas de reanimação, tal como na ausência total de respiração.

*Avaliação do ritmo cardíaco:*

A frequência cardíaca deve ser superior a 100 batimentos por minuto. A frequência cardíaca é calculada na base do cordão umbilical, diretamente na zona da sua fixação à parede abdominal anterior. Se o pulso no cordão umbilical não for detectado, é necessário ouvir com um estetoscópio o batimento cardíaco acima do lado esquerdo do peito. O cálculo da frequência cardíaca é efectuado durante 6 segundos e o resultado é multiplicado por 10.

*Tónus muscular:*

Após o nascimento, o recém-nascido tem de realizar movimentos musculares activos, os membros estão dobrados. Nas crianças que foram submetidas a hipoxia durante o parto e nos recém-nascidos prematuros, o tónus muscular é reduzido, os membros são endireitados e letárgicos.

## FASES DE REANIMAÇÃO DOS BEBÉS.

Durante o parto, a necessidade de reanimação pode ocorrer subitamente, pelo que deve estar presente em cada parto pelo menos um médico com competências em reanimação de recém-nascidos e que será responsável pela assistência ao recém-nascido. É necessário pessoal adicional (dois profissionais de saúde) durante o trabalho de parto de alto risco. Os princípios desenvolvidos da reanimação ABCD permitem realizar de forma correcta e consistente todas as fases necessárias dos cuidados intensivos e da reanimação de um recém-nascido nascido em asfixia.

**A fase A** inclui: aquecer o bebé; assegurar a posição correcta da cabeça e a libertação das vias respiratórias, se necessário (prever a possibilidade de entubação da traqueia neste momento); secar a pele e estimular a respiração do bebé; avaliar a respiração, o ritmo cardíaco e a cor da pele; fornecer oxigénio, se necessário.

**A fase B** consiste em fornecer ventilação auxiliar dos pulmões sob pressão positiva utilizando um saco de reanimação e oxigénio a 100% (prever a possibilidade de intubação traqueal nesta fase).

**Na fase C**, realiza-se uma massagem cardíaca indireta, continuando a ventilação auxiliar (prever a possibilidade de intubação traqueal neste momento).

**Na fase D,** é administrada adrenalina, continuando a ventilação auxiliar e a massagem cardíaca indireta (permitir a intubação traqueal nesta fase). Para que a reanimação primária seja atempada, eficaz e redundante, o neonatologista-reanimador deve avaliar: a respiração da criança (gritos, respiração ou ausência de respiração); a cor da pele (rosada ou cianótica). A presença de respiração espontânea pode ser detectada através da observação dos movimentos do tórax. Um grito forte indica respiração. No entanto, por vezes, um neonatologista inexperiente pode confundir uma respiração como um estertor com esforços respiratórios efectivos. Os ofegos são uma série de respirações profundas, únicas ou convulsivas em série, que ocorrem durante a hipoxia e/ou isquemia. Este tipo de respiração indica uma depressão neurológica ou respiratória grave. Os suspiros num recém-nascido indicam normalmente um problema grave e requerem a mesma intervenção que a ausência total de respiração (apneia). A cor da pele que muda de azul para cor-de-rosa nos primeiros segundos após o nascimento pode ser um indicador visual rápido de respiração e circulação sanguínea eficazes. A cor da pele de uma criança é melhor determinada examinando as partes centrais do corpo. Com uma falta significativa de oxigénio no sangue, observa-se uma tonalidade azulada nos lábios, na língua e no tronco (cianose). Por vezes, a cianose central pode ser detectada em recém-nascidos saudáveis. No entanto, a sua cor muda rapidamente, em poucos segundos após o nascimento, para cor-de-rosa. A acrocianose, que significa a coloração azulada apenas das mãos e dos pés, pode durar mais tempo. A acrocianose sem cianose central, por norma, não indica um baixo nível de oxigénio no sangue da criança.

**Apenas a cianose central requer intervenção.**

## PRINCÍPIO DA REANIMAÇÃO A.

O princípio da reanimação **A** (**via aérea**) - assegurar a permeabilidade da via aérea - consiste nas seguintes fases:

1. Assegurar a posição correcta da criança.
2. Libertação das vias respiratórias.
3. Estimulação tátil da respiração.

**Assegurar a posição correcta da criança**.

O recém-nascido deve ser colocado de costas, estendendo moderadamente o pescoço e inclinando a cabeça para trás, numa posição que alinhe a parede posterior da faringe, a laringe e a traqueia e facilite o livre acesso ao ar (Fig. 3, a). Este alinhamento é também o melhor para uma ventilação eficaz com um saco e máscara e/ou inserção de um tubo endotraqueal. Para manter a posição correcta da cabeça, é necessário colocar uma fralda dobrada em forma de rolo por baixo dos ombros da criança (Fig. 3, b). 11 Deve ter-se o cuidado de evitar o estiramento excessivo (Fig. 3, c) ou a flexão do pescoço (Fig. 3, d), que restringe o fluxo de ar para o trato respiratório.

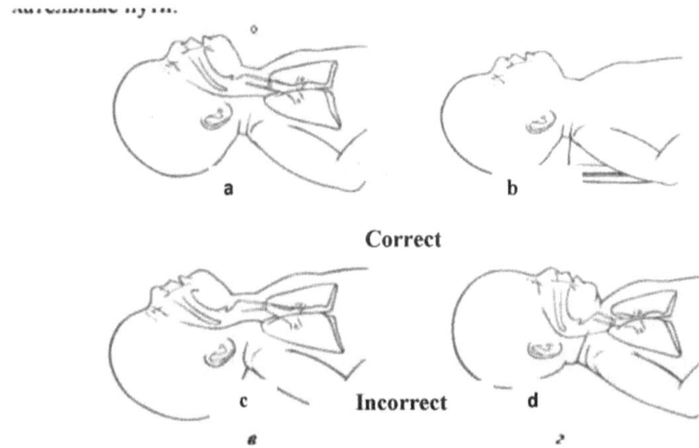


*Fig.3*. **Posição correcta e incorrecta da criança para efetuar a ventilação: a - o pescoço moderado está esticado; b - é colocada uma fralda por baixo dos ombros; c - o pescoço está excessivamente esticado; d - o pescoço está dobrado desnecessariamente.**

**Libertação das vias respiratórias.** Se o líquido amniótico foi manchado com mecónio, então, após o nascimento dos ombros da criança, é necessário sugar o conteúdo da orofaringe e do nariz com um cateter ou um bulbo de borracha. O método de saneamento adicional do trato respiratório após o nascimento dependerá da presença de mecónio e do nível de atividade da criança. A secreção e o muco podem ser removidos do trato respiratório limpando o nariz e a boca com uma fralda ou sugando o conteúdo com uma pera ou um cateter. Se um recém-nascido segregar muita secreção pela boca, a sua cabeça deve ser virada para o lado. Para remover o líquido que bloqueia as vias respiratórias, é necessário utilizar uma pera ou um cateter ligado a uma sucção mecânica. Primeiro, higieniza-se a cavidade oral e depois o nariz, para que o recém-nascido não aspire o conteúdo se tiver uma respiração convulsiva durante a aspiração pelo nariz.

**Estimulação tátil da respiração.** A posição correcta da criança e a aspiração do muco estimulam frequentemente a respiração espontânea. Limpar e secar o corpo e a cabeça desempenham parcialmente a mesma função (em primeiro lugar, pode colocar a criança numa fralda higroscópica preparada antes da reanimação, que absorve a maior parte do líquido, e depois utilizar outras fraldas quentes para continuar a secagem e a estimulação.

**Métodos de estimulação tátil da respiração de um recém-nascido.** Na maioria das crianças, estes passos são suficientes para permitir a respiração espontânea. Tanto a secagem como a sucção estimulam a respiração do recém-nascido; se a criança continuar a não respirar adequadamente, pode ser efectuada uma estimulação adicional da respiração. Os métodos seguros e adequados de estimulação tátil incluem: dar palmadinhas ou bater nas solas dos pés; - esfregar ligeiramente as costas, o tronco ou as extremidades do recém-nascido (Fig. 4).

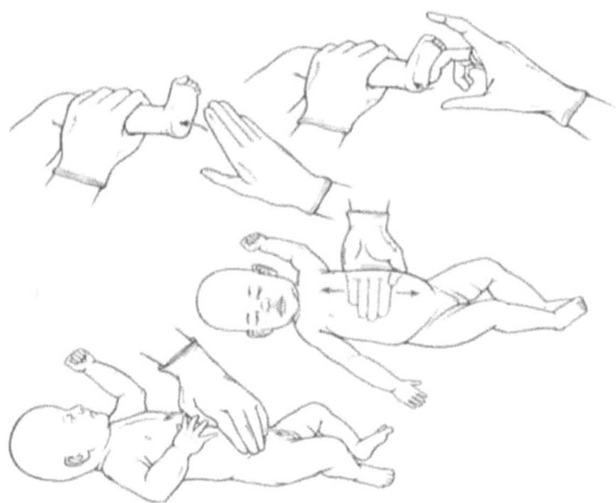

**_Fig.4._ Métodos de estimulação tátil da respiração.**

*Tabela 2.*

## Formas proibidas de estimulação

| Acções prejudiciais | Consequências potenciais |
| --- | --- |
| Palmadinha nas costas ou nas nádegas | Contusões |
| Aperto no peito | Fracturas, pneumotórax, dificuldade respiratória, morte |
| Pressão da anca sobre o abdómen | Rutura do fígado ou do baço |
| Utilização de compressas quentes ou frias, ou banhos | Hipertermia, hipotermia, queimaduras |
| Agitação | Danos cerebrais |
| Expansão do esfíncter anal | Fissuras do esfíncter anal |

Se a criança estiver num estado de apneia primária, então os métodos de estimulação podem ajudar; se a criança não tiver apneia secundária ou se esfregar as costas, a estimulação não ajudará. Por isso, um ou dois cliques ou palmas nos passos são suficientes. Se a criança não respirar, deve iniciar-se a ventilação com pressão positiva.

# O ALGORITMO DE REANIMAÇÃO DE RECÉM-NASCIDOS

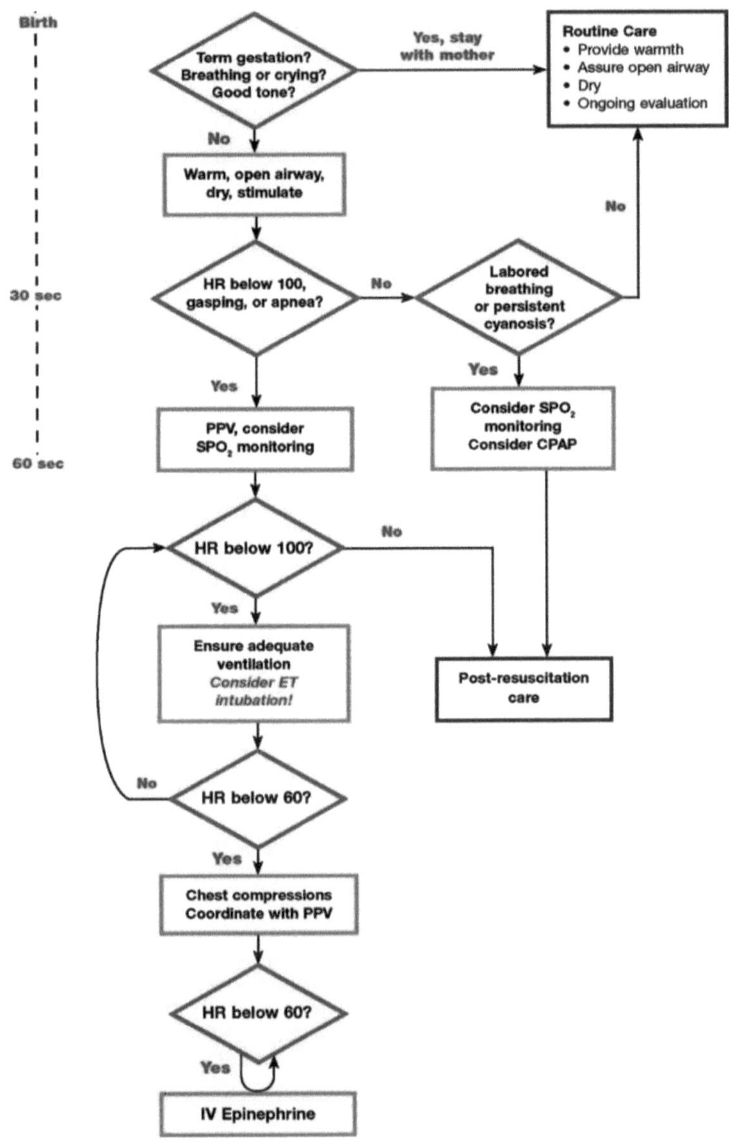

# PRINCÍPIO DA REANIMAÇÃO B

**Princípio B** - assegurar uma respiração adequada através da oxigenação. A carência de oxigénio nos tecidos vitais é uma das principais causas das consequências clínicas a longo prazo associadas à patologia perinatal, pelo que é necessário assegurar uma respiração adequada em tempo útil. A ventilação é a forma mais importante e mais eficaz de reanimação cardiopulmonar de um recém-nascido.

**Para a ventilação** são utilizados: saco de reanimação; - tubo de oxigénio; - máscara de oxigénio. Para conseguir a maior concentração possível de oxigénio, é necessário aplicar uma máscara ou segurar o tubo o mais próximo possível do nariz do bebé (Fig. 5, 6).

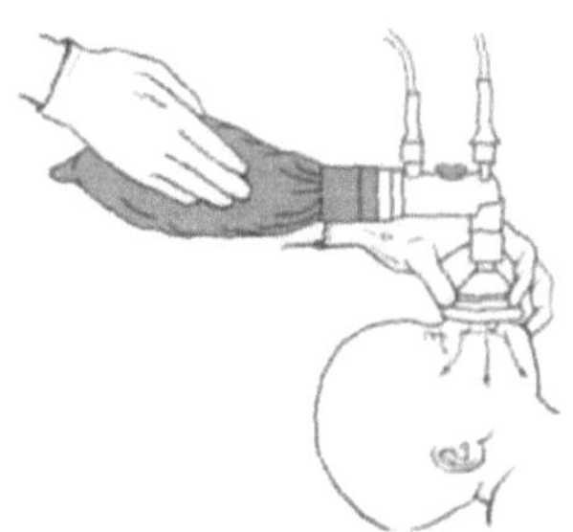

*Fig.5* **Suporte de ventilação**

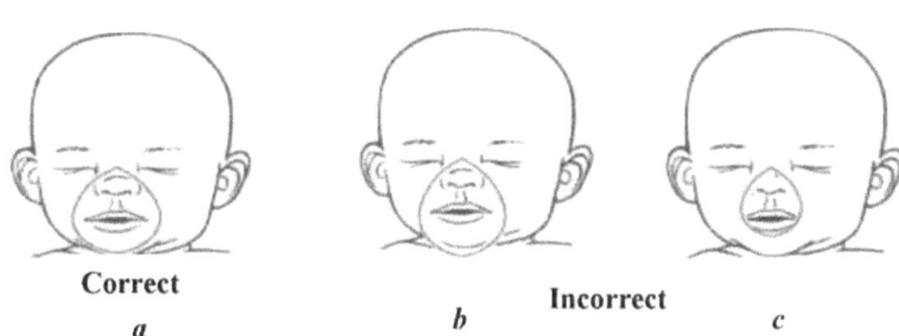


***Fig. 6.*** **Aplicação correcta e incorrecta da máscara de ventilação: a - a máscara cobre a boca, o nariz e o queixo, mas não os olhos; b - a máscara cobre a ponte do nariz e sobressai atrás do queixo (muito grande); c - a máscara não cobre suficientemente o nariz e a boca (demasiado pequena).**

A elevação e a descida visíveis do tórax são os melhores sinais de que a máscara está apertada e os pulmões estão oxigenados. Embora os pulmões devam ser ventilados com uma pressão mínima para garantir excursões torácicas adequadas, as primeiras respirações de um recém-nascido requerem frequentemente uma pressão elevada (mais de 30 cm de coluna de água) para deslocar o líquido dos pulmões fetais e enchê-los de ar. As ventilações subsequentes requerem uma pressão mais baixa. A frequência da ventilação nas fases iniciais da reanimação é de 4060 por minuto, ou seja, aproximadamente 1 vez por segundo.

**"Indicadores pré-ductais alvo SPO 2 recém-nascido após o nascimento".**

*Quadro 3.*

| 1 minuto | 60-65% |
|---|---|
| 2 minutos | 65-70% |
| 3 minutos | 70-75% |
| 4 minutos | 75-80% |
| 5 minutos | 80-85% |
| 10 minutos | 85-95% |

**Norma para ventilação forçada com saco e máscara.**

*A ventilação forçada é efectuada se:*

- ausência de respiração ou respiração do tipo "ofegante" (movimentos respiratórios convulsivos).

- bradicardia (frequência cardíaca inferior a 100 batimentos por minuto), mesmo na presença de respiração espontânea.

- cianose central persistente ou SPO 2 baixa apesar do fluxo de oxigénio a 100% em fluxo livre.

***Meios de ventilação dos pulmões:***

Um saco de Ambu auto-fusível enche-se automaticamente após compressão forçada; deve ter uma válvula de alívio de pressão com um volume de 250 - 500 ml para recém-nascidos. O dispositivo de reanimação/ventilador manual com um conetor em forma de T, que permite a respiração com controlo de fluxo e limitação de pressão e funciona apenas quando a mistura respiratória provém de fontes de gás comprimido.

Máscaras usadas com rebordo macio, tamanho 0 e 1.

***Técnica de ventilação:***

- Antes de ventilar os pulmões, certificar-se de que o saco de respiração e a máscara estão corretamente montados e a funcionar.

- Posição correcta para assegurar a permeabilidade das vias aéreas: posição de costas com a cabeça moderadamente inclinada para trás (almofada sob os ombros).

- Tomar a posição correcta junto ao doente, de lado ou junto à cabeça da criança.

- Colocar a máscara corretamente: a máscara deve ficar bem ajustada ao queixo, cobrir o nariz e a boca, mas não fechar os olhos.

- Iniciar a VVL com uma frequência de 40-60 vezes por minuto. Para o fazer, é necessário respirar em voz alta, as primeiras respirações devem ser efectuadas com uma pressão superior à habitual.

- Chamar um segundo empregado para assistência (o assistente coloca um oxímetro de pulso e monitoriza o ritmo cardíaco e a respiração com um fonendoscópio).

"Inalar dois .......... três inalar ....dois três................ ...."

(Apertar) (libertar o saco) (apertar) (libertar o saco)

*A melhoria do estado do recém-nascido é caracterizada pelos seguintes sintomas:*

- um aumento do ritmo cardíaco;

- melhorar a cor da pele;

- movimentos simétricos visíveis do tórax;

- ouvir a respiração durante a auscultação em ambos os lados;

A duração da ventilação com máscara é determinada pela situação clínica específica.

**Se:**

**I.    Frequência cardíaca superior a 100 batimentos por 1 minuto:**

**1.** Se houver respiração autónoma suficiente, interromper a ventilação forçada;

**2.** Na ausência de respiração espontânea, utilizar a abreviatura MR SODI para corrigir a ventilação pulmonar, primeiro efetuar 2 etapas (M, P), depois as 2 etapas seguintes (C, O) e só isto, se não aparecer uma excursão torácica adequada, passar às 2 etapas seguintes (D, I) ver quadro 4.

*Quadro 4.*

*Técnicas para aumentar a eficácia da ventilação forçada dos pulmões através de uma máscara (MR SOPI).*

| | Passos de correção | Acções |
|---|---|---|
| | | |
| **M** | A máscara precisa de ser ajustada | Certificar-se de que a máscara está bem apertada contra o rosto |
| **R** | Redução das vias respiratórias | Reposicionar a cabeça da criança para cheirar |

| S | O saneamento da cavidade oral | Verificar se há corrimento na boca e no nariz; higienizar o conteúdo, se necessário |
|---|---|---|
| O | Abrir a boca de uma criança | Ventilar a criança com a boca aberta e o maxilar estendido para a frente e para cima. |
| P | A pressão inspiratória tem de ser aumentada | Aumentar gradualmente a pressão (a cada poucas respirações forçadas) até ouvir ruídos pulmonares e uma excursão torácica visível a cada respiração forçada |
| I | Intubação traqueal | Introduzir o ETT ou colocar uma máscara laríngea |

## II. Frequência cardíaca de 60 a 100 batimentos por 1 minuto:

**1.** Continuar a ventilação forçada dos pulmões sob pressão positiva até uma melhoria estável do estado da criança.

**2.** Monitorizar a saturação do sangue e ajustar a concentração de oxigénio para atingir a saturação alvo sem interromper a ressuscitação. Ver abaixo.

*Utilização de um oxímetro de pulso e fornecimento de oxigénio adicional.*

O princípio de funcionamento de um oxímetro de pulso baseia-se na determinação da cor do sangue que flui através dos capilares da pele, na saturação de oxigénio do sangue e na sua comparação com amostras de sangue de referência.

*Indicações para a utilização de um oxímetro de pulso:*

•	quando a probabilidade de reanimação é previsível (com base na história).

•	quando a ventilação é mais longa do que algumas respirações.

- quando a cianose central persiste.
- quando é utilizado xiloreto adicional.
- se duvidar que a criança tem cianose.

É importante colocar corretamente o sensor do oxímetro de pulso:

- o sensor deve ser fixado no pulso ou na região hipotenar da mão direita.
- enrolar o sensor à volta do pulso, de forma a que o detetor possa "ver" a fonte de luz.

Quando o oxímetro de pulso estiver a funcionar de forma fiável, a percentagem de oxigénio na mistura de ar inalado deve ser ajustada para atingir os valores de saturação pretendidos.

O feto tem uma saturação de oxigénio no sangue de 60%, e um recém-nascido saudável pode precisar de até 10 minutos para que a saturação atinja um nível normal (mais de 90%).

Não é necessário oxigénio adicional no início da reanimação. No entanto, se a criança tiver cianose cutânea ou uma leitura do oxímetro de pulso abaixo do nível esperado, aumente a concentração de O2 para mais de 21% (no intervalo de 21 a 100%), o caudal é de 5 l/min.

A concentração de O2 na mistura de ar deve ser selecionada com base na oximetria de pulso e na composição gasosa do sangue arterial.

Ao utilizar O2 adicional, quando os dados do oxímetro de pulso atingirem um intervalo de 85% a 90%, reduza gradualmente a concentração de oxigénio.

**3.** Introduzir uma sonda orogástrica se a ventilação pulmonar continuar através da máscara.

Se a ventilação com saco e máscara durar mais do que alguns minutos, é adicionalmente necessário introduzir no estômago e deixar nele um tubo gástrico. Este é um requisito obrigatório, porque durante a ventilação com um saco e uma máscara, o gás entra na orofaringe, de onde atinge livremente não só a traqueia e os pulmões, mas também o esófago. Mesmo com a posição correcta da cabeça, parte do gás pode entrar no esófago e no estômago. Um estômago esticado com gás pressiona o diafragma, interferindo com a expansão total dos pulmões. Além disso, o gás no estômago pode causar regurgitação do conteúdo gástrico, que a criança pode mais tarde aspirar durante a ventilação com um saco e uma máscara. Para colocar uma sonda gástrica, é necessário um tubo de alimentação 8 F e uma seringa de 20 ml. O comprimento da sonda inserida deve ser igual à distância entre o nariz e o lóbulo da orelha e entre o lóbulo da orelha e o processo xifoide. Este comprimento deve ser marcado na sonda. É preferível introduzir a sonda pela boca e não pelo nariz. O nariz deve estar livre para ventilação (Fig.7).

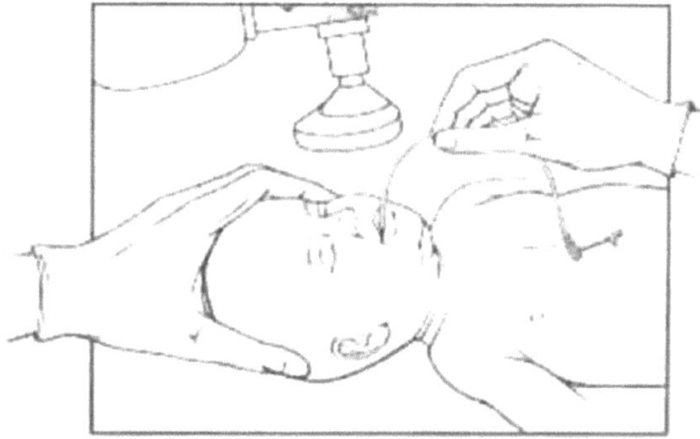

*Fig. 7* **Colocação correcta da sonda gástrica.**

**4.** Reduzir a pressão inspiratória se o enchimento dos pulmões com ar parecer excessivo.

**5.** Durante o tempo de ventilação forçada, avaliar as tentativas de realizar movimentos respiratórios, frequência cardíaca e saturação sanguínea de forma contínua ou a cada 30 segundos.

**6.** Se a frequência cardíaca se mantiver ao mesmo nível, certificar-se de que a ventilação é eficaz, excluir pneumotórax ou hipovolemia.

**7.** Quando a frequência cardíaca estiver estável a mais de 100 batimentos por minuto, reduzir a frequência das inspirações e a pressão inspiratória, observando o aparecimento de inspirações independentes. A ventilação sob pressão positiva pode ser interrompida quando o bebé tiver:

- Frequência cardíaca estável superior a 100 batimentos / min.
- Respiração espontânea e estável.

Em geral, a ventilação com saco e máscara é menos eficaz do que a ventilação através de um tubo endotraqueal, porque no caso da utilização de uma máscara, parte do ar entra no estômago através do esófago. Se a ventilação com máscara for ineficaz, será adequada a intubação traqueal.

## PRINCÍPIO DA REANIMAÇÃO C.

O princípio da reanimação C (cor) - restauração e estabilização da hemodinâmica - inclui a massagem indireta do coração e a nomeação de terapia cardiotónica.

### Indicações:

- Frequência cardíaca inferior a 60 por minuto, apesar de uma ventilação adequada dos pulmões sob pressão positiva durante 30 s.

- Iniciar uma massagem cardíaca indireta com uma frequência de 90 compressões por minuto, continuar a ventilação pulmonar com oxigénio a uma frequência de 30 respirações por 1 minuto e determinar se é necessária a intubação traqueal (se não tiver sido realizada anteriormente). Se não conhecer a técnica de entubação, deve convidar primeiro um especialista que possua as competências necessárias para entubar a traqueia.

O coração está situado na cavidade torácica, entre o terço inferior do esterno e a coluna vertebral. A pressão sobre o esterno provoca a compressão do coração, um aumento da pressão intratorácica e uma ejeção de sangue para as artérias.

Cada ciclo de massagem cardíaca indireta (Fig. 8) consiste num período de pressão sobre o esterno (compressão) e num período de diminuição da pressão (descompressão).

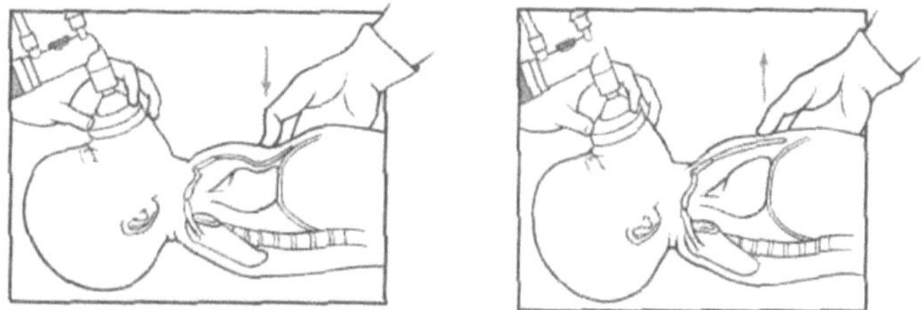

*Fig. 8.* **Técnica de massagem indireta do coração: a - pressão; b - libertação.**

A pressão é aplicada no terço inferior do esterno, localizado entre o processo xifoide e a linha que liga os mamilos (Fig. 9). O reanimador tem de ter cuidado e evitar pressionar o processo xifoide.

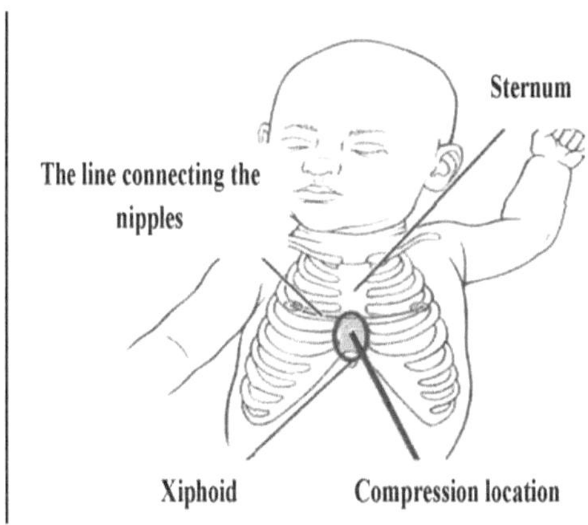


*Fig. 9.* **Determinação da localização da compressão.**

Existem 2 métodos diferentes para realizar uma massagem cardíaca indireta:

- o método dos polegares de ambas as mãos, que consiste em comprimir o esterno com os polegares de ambas as mãos, agarrando o tórax com as palmas e apoiando a coluna vertebral com os dedos (Fig. 9, *a* );

- o método dos dois dedos de uma mão, em que as pontas dos dedos médio e indicador de uma mão são pressionadas sobre o esterno e as costas da criança são apoiadas com a outra mão, a menos que o recém-nascido esteja deitado numa superfície muito dura (Fig. 10).

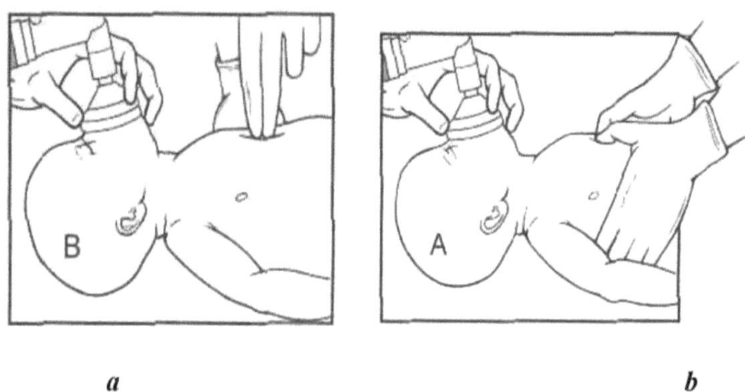

*a*          *b*

**Fig. 10. Vários métodos de massagem cardíaca indireta:**
**a - método dos polegares de ambas as mãos; b - método dos dois dedos**
**de uma mão.**

Com o método dos polegares, estes têm de ser dobrados na primeira articulação e a pressão deve ser direccionada verticalmente para comprimir o coração entre o esterno e a coluna vertebral. Esta posição permite evitar erros ao realizar a massagem cardíaca indireta (Fig. 11).

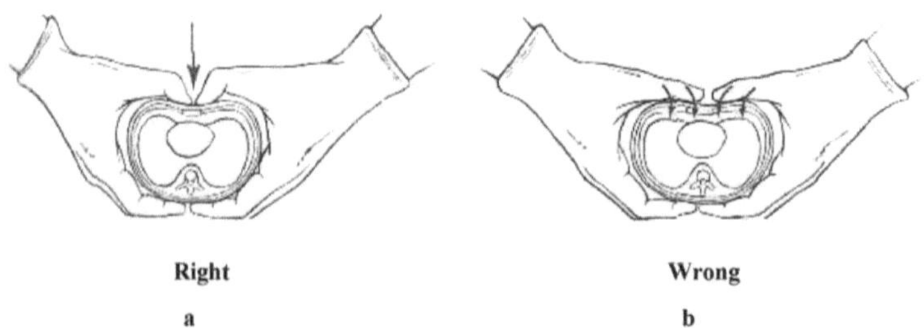


**Fig. 11. Toque certo e errado com o método dos polegares: a -**

No método dos dois dedos, é necessário colocar os dedos indicador e médio no local de compressão perpendicularmente à superfície do tórax e pressionar.

Durante a pressão sobre o esterno, **apenas as** pontas dos dedos devem tocar na zona de compressão (Fig. 12).

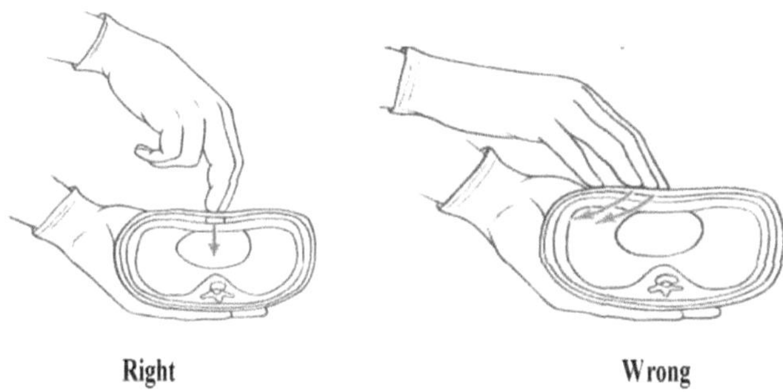


*Fig. 12.* **Pressão correcta e incorrecta com dois dedos.**

A duração do período de pressão deve ser um pouco mais curta do que a descompressão, caso em que será assegurado o débito cardíaco máximo.

Os dedos não devem ser arrancados da superfície do tórax no intervalo entre as pressões (Fig. 13).

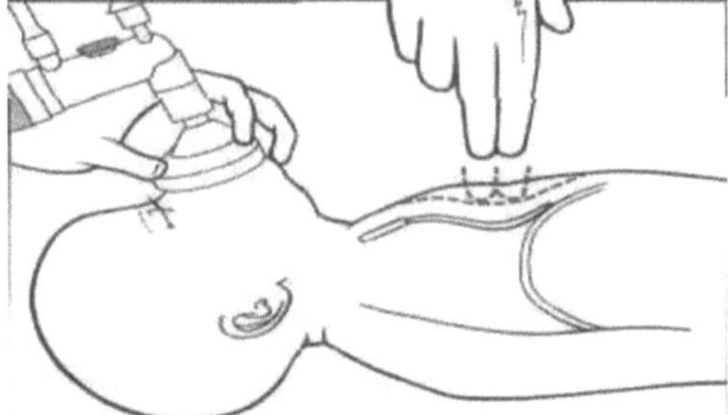

**Fig. 13. Erro durante a massagem indireta do coração - descolamento dos dedos da superfície do tórax.**

A profundidade da compressão depende do tamanho da criança. É necessário pressionar o esterno com uma força que assegure a retração do esterno até uma profundidade igual a aproximadamente 1/3 do diâmetro antero-posterior do tórax (Fig. 14).

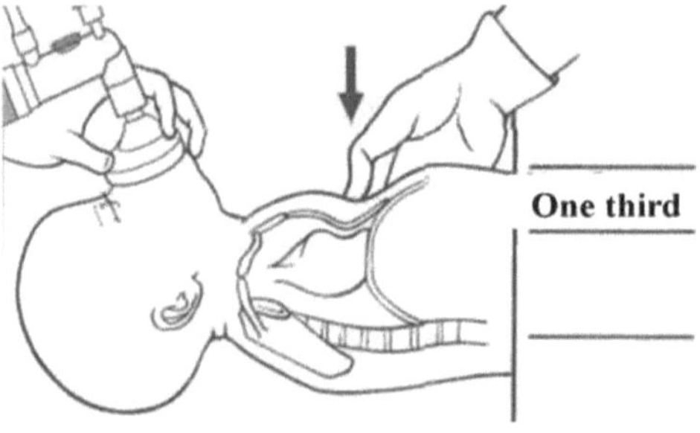


**Fig. 14. Determinação da profundidade de compressão.**

A massagem indireta será de pouca utilidade se a ventilação não for feita em simultâneo com o oxigénio. Neste sentido, para realizar uma massagem cardíaca indireta, são necessárias duas pessoas: uma para comprimir o tórax e a outra para continuar a ventilação. O especialista que efectua a massagem cardíaca deve ter livre acesso ao tórax e a capacidade de colocar corretamente as mãos sobre ele.

O reanimador que efectua a ventilação deve colocar-se à frente da cabeça da criança para assegurar um contacto eficaz entre a máscara e o rosto e para poder seguir os movimentos do tórax (Fig. 15).

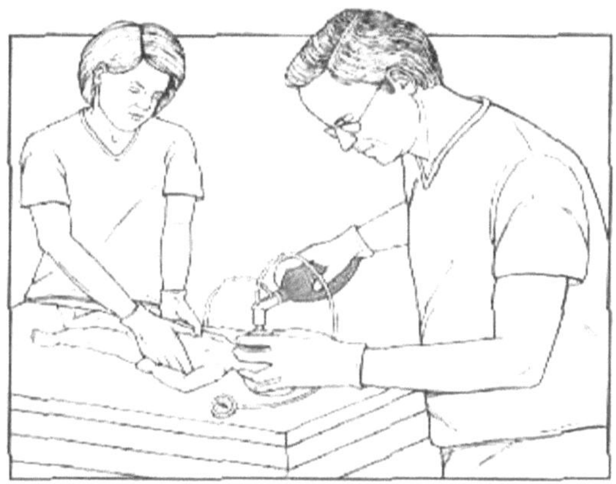

*Fig. 15.* **A posição correcta dos reanimadores.**

No entanto, a compressão e a ventilação não devem ser utilizadas simultaneamente durante a reanimação cardiopulmonar, uma vez que reduzem a eficácia uma da outra. É necessário efetuar a ventilação após cada terceira pressão no esterno, ou seja, efetuar 30 ventilações e 90 compressões em 1 minuto.

O médico que efectua a massagem cardíaca deve coordenar os procedimentos, contando em voz alta: "Um-e-dois-e-três-e-respire-i". À custa de "Inspirar", a pessoa responsável pela ventilação aperta o saco, e no "Um e" - liberta-o. A expiração passiva ocorre com a pressão seguinte no esterno.

Assim, um ciclo de ação consiste em três compressões e uma ventilação. Um ciclo de quatro acções deve demorar cerca de 2 segundos, ou seja, são realizadas aproximadamente 120 acções (90 pressões e 30 ventilações) em cerca de 1 minuto. Após 30 segundos de massagem cardíaca indireta e ventilação coordenadas, é necessário parar a massagem cardíaca indireta no momento da determinação da frequência cardíaca. Se for possível palpar o pulso na base do cordão umbilical, não é necessário parar a ventilação; caso contrário, o reanimador terá de interromper ambos os procedimentos durante alguns segundos para auscultar o tórax com um estetoscópio.

Após massagem cardíaca indireta e ventilação pulmonar durante 60 segundos.

### *Frequência cardíaca:*

Se a frequência cardíaca for superior a 60 batimentos/minuto, interromper a massagem cardíaca indireta e continuar a ventilação dos pulmões com uma frequência de 40-60 respirações forçadas por minuto.

Se a frequência cardíaca for superior a 100 batimentos por minuto, interromper a massagem cardíaca indireta e, quando a criança desenvolver uma respiração independente, interromper gradualmente a ventilação pulmonar forçada sob pressão positiva.

Frequência cardíaca inferior a 60 batimentos por minuto - após 60 segundos de massagem cardíaca indireta e ventilação eficazes, efetuar a entubação traqueal.

**Indicações para intubação:**

- nascimento de uma criança em asfixia;

- prematuridade profunda;

- a introdução de surfactante intratraqueal;

- suspeita de hérnia diafragmática;

- máscara de ventilação ineficaz.

**O equipamento e os materiais necessários para a entubação traqueal são os seguintes**

1. Laringoscópio (Fig. 16, a).

2. Lâminas (Fig. 16, b): No. 1 (para recém-nascidos a termo), № 0 (para recém-nascidos prematuros), № 00 (de preferência para extremamente prematuro).

3.      Tubos endotraqueais com um diâmetro interno de 2,5; 3; 3,5 e 4 mm (Fig. 16, c).

4.      É desejável um estilete (condutor) (Fig. 16, d).

5.      Um monitor ou um detetor de $CO_2$ é opcional (Fig. 16, e).

6.      Aspiração com um cateter de 10 F ou de grande diâmetro e cateteres de 5 F ou 6 F para aspiração do tubo endotraqueal (Fig. 16 f).

7.      Tubo endotraqueal de gesso adesivo ou fixador (Fig. 16, g).

8.      Tesoura (Fig. 16, h).

9.      Conduta de ar (Fig. 16, j ).

10.     Aspirador de mecónio (Fig. 16, k).

11.     Um estetoscópio (Fig. 16, l).

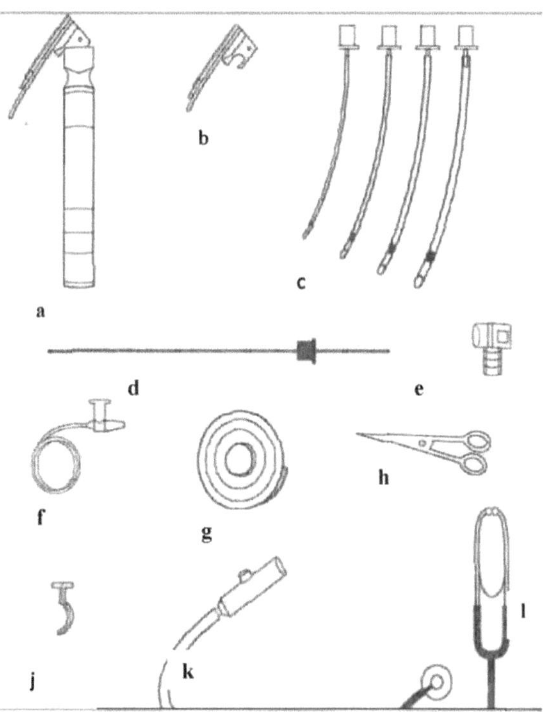


É necessário utilizar tubos endotraqueais estéreis e descartáveis.

Estes devem ter o mesmo diâmetro ao longo de todo o comprimento e não devem afunilar na extremidade (Fig. 16).

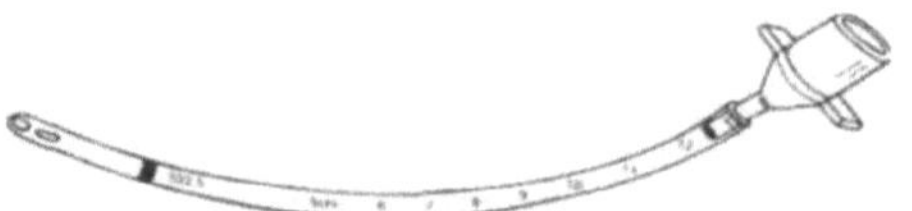

***Fig. 16.*** **Tubo de intubação.**

A maioria dos tubos endotraqueais neonatais perto da sua extremidade endotraqueal tem uma linha preta chamada marca da glote. Após a inserção, a marca deve estar ao nível das cordas vocais. Normalmente, isto permite-lhe colocar a extremidade do tubo sobre a bifurcação da traqueia. O tamanho do tubo endotraqueal é determinado de acordo com o peso corporal da criança (tabela 5).

A profundidade do tubo endotraqueal deve ser sempre verificada comparando as marcas no tubo com a fórmula (marca no canto, ver = 6 cm + peso corporal do recém-nascido)[6].

***Tabela 5.***

**O tamanho do tubo endotraqueal e a profundidade da sua introdução.**

| Período de gestação | Massa corporal | Dimensão das TFE | Profundidade de inserção a partir do ângulo da boca |
|---|---|---|---|
| <28 | <100 | 2,5 | 6-7 |
| 28-34 | 1000-2000 | 3,0 | 7-8 |
| 34-38 | 2000-3000 | 3,5 | 8-9 |

| >38 | >3000 | 3,5-4 | 9-10 |
| --- | --- | --- | --- |

### Norma de intubação traqueal.

A intubação deve ser efectuada por um médico que tenha recebido formação em reanimação e que possua competências de intubação.

### Pontos principais:

- A posição correcta da criança na horizontal, a cabeça na linha média, ligeiramente atirada para trás (na posição de "cheirar", um rolo por baixo dos ombros

- Localizar a epiglote - necessária para o movimento do laringoscópio em profundidade;

A realização de uma laringoscopia bimanual com o movimento da cartilagem tiroide do lado direito ajuda a ver a glote.

### Técnica de Intubação:

- Verificar o estado do laringoscópio.
- Anestesia.
- Deitar corretamente a criança: cabeça na linha média numa posição de extensão moderada (posição de cheirar).
- O laringoscópio está sempre na mão esquerda. Não mudar de mão!
- Abrir a boca com o dedo indicador da mão direita, introduzir a lâmina pelo canto direito da boca, enquanto se move a língua para a esquerda, avançando até que a epiglote apareça no campo de visão.
- Com a ponta da lâmina, elevar a epiglote até ao palato mole até visualizar as cordas vocais.
- Para melhorar a visualização da entrada da laringe, pressionar o dedo mindinho da mão esquerda sobre a laringe a partir do exterior.
- Se as cordas vocais estiverem fechadas, aguardar o momento da abertura.

- Com a mão direita, ao longo do bordo da lâmina, introduzir o tubo endotraqueal na glote até que a marca negra desapareça.

- Efetuar a auscultação da respiração (saco de Ambu ou ventilador).

- Fixar o tubo com um penso rápido, primeiro na pele e depois no tubo.

- Continuar a ventilação com a frequência cardíaca e a SPO 2.

- Fornecer transporte para o PIT.

**O procedimento de entubação traqueal não deve demorar mais de 30 segundos !!!**

A profundidade do tubo endotraqueal deve ser sempre verificada comparando as marcas no tubo com a fórmula (marca no canto, ver = 6 cm + peso corporal do recém-nascido) ou com a tabela 5.

**Critérios para a posição correcta do tubo endotraqueal:**

- Embaçamento da parede interna do tubo.

- Movimento simétrico do peito a cada respiração.

- Aumento da frequência cardíaca acima de 100 batimentos / min.

- Melhorar a saturação de oxigénio (a oximetria de pulso é mais precisa do que a avaliação visual).

- A presença de CO 2 no ar. (Com um baixo débito cardíaco e a ausência de fluxo sanguíneo nos vasos dos pulmões, os resultados podem ser falsos negativos).

- Numa tentativa de intubação mal sucedida, o tubo deve ser removido e a IVL deve ser continuada utilizando um saco e uma máscara para estabilizar a frequência cardíaca e a cor da pele e, em seguida, repetir o procedimento de intubação traqueal.

O comprimento do tubo deve ser de 13-15 cm, o que proporcionará uma protrusão suficiente acima do nível do lábio (Fig. 17).

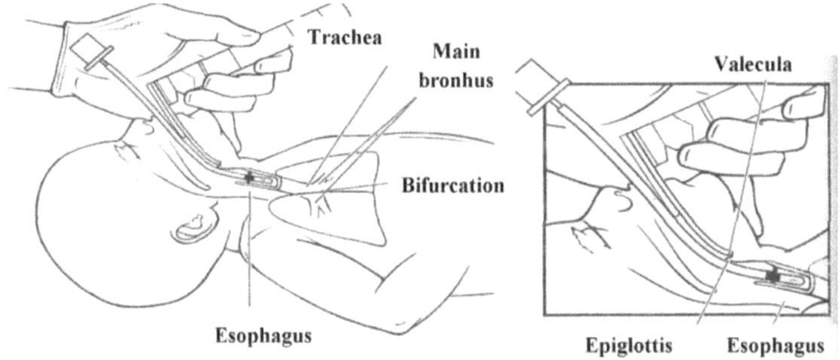


**Fig. 17. Técnica de intubação da traqueia.**

Para facilitar ao máximo a intubação, é necessário colocar a criança na mesma posição que na ventilação com saco e máscara: deitar-se numa superfície plana, fixar a cabeça na linha média e esticar moderadamente o pescoço. Pode ser colocado um rolo por baixo dos ombros (de modo a que a cabeça fique moderadamente inclinada).

O laringoscópio deve ser segurado (depois de acender a luz) na mão esquerda, entre o polegar e os dois ou três dedos seguintes, orientando a lâmina para longe de si (Fig. 18).

***Para fixar a glote no campo de visão, é necessário:***

**1.** Fixar a cabeça do bebé com a mão direita (Fig. 19). Durante todo o procedimento, aplique um fluxo livre de oxigénio.

**2.** Guiar a lâmina do laringoscópio ao longo do bordo direito da língua, empurrando-a para a metade esquerda da boca, e avançar a lâmina até a sua extremidade cair no sulco (valécula) imediatamente atrás da base da língua.

**3.** Levantar ligeiramente a lâmina, mantendo a língua para cima e abrindo o caminho para a garganta.

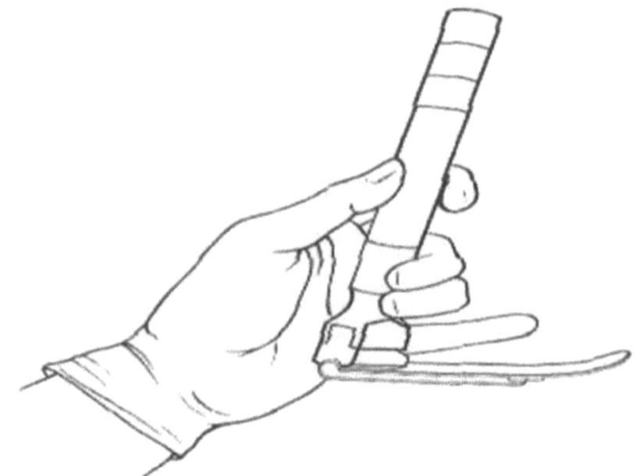

***Fig. 18.*** **Captura correcta de um laringoscópio.**

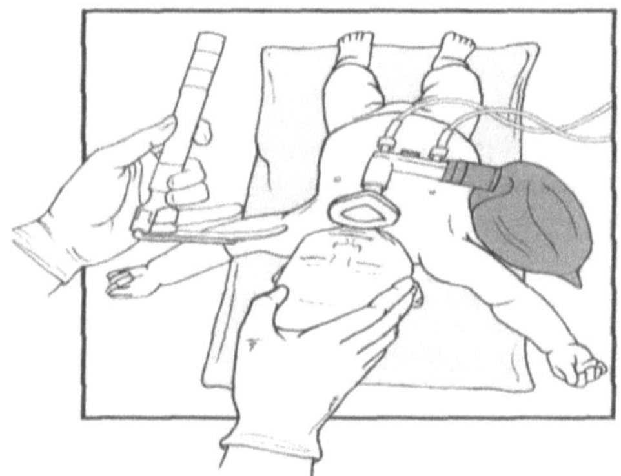

***Fig. 19.*** **A posição correcta da criança com intubação da traqueia.**

Não se deve levantar a extremidade da lâmina com movimentos de balanço, puxando o cabo do laringoscópio sobre si próprio. Estes movimentos não proporcionam o acesso visível desejado à glote e exercem uma pressão adicional sobre os processos alveolares, o que pode perturbar a formação dos dentes da criança no futuro.

A pressão sobre a cartilagem cricoide, que cobre a laringe, ajuda a ver a glote (técnica de Sellick). O médico (dedo mindinho), que efectua a entubação, ou o seu assistente, podem pressioná-la (Fig. 20).

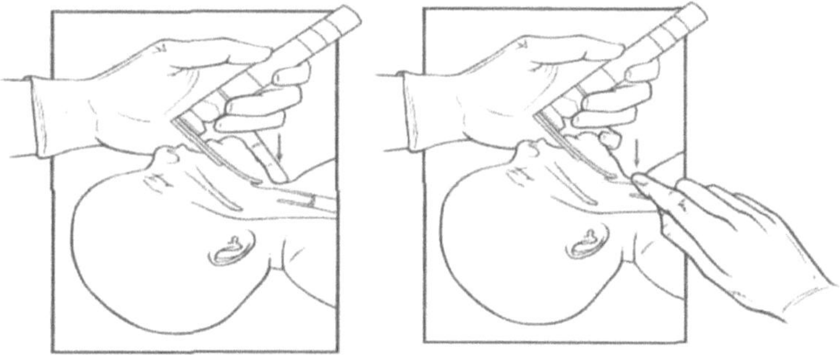

***Fig. 20.*** **Proporcionar uma melhor visão da glote pressionando a laringe: a - por um médico que entuba; b - um assistente.**

Segurando o tubo com a mão direita, deve introduzi-lo no canto direito da boca do recém-nascido. Assim, não interferirá com o exame da glote. O espaço deve ser mantido à vista e, no momento da abertura das cordas vocais, introduzir a extremidade do tubo endotraqueal na traqueia. Não tocar nos ligamentos fechados com a extremidade do tubo, uma vez que isso pode provocar um espasmo, devendo aguardar-se a sua abertura. Se os ligamentos não se abrirem no espaço de 20 segundos, interromper a intubação e iniciar a ventilação dos pulmões com um saco e uma máscara. Depois de aumentar a frequência cardíaca e melhorar a cor da pele, pode repetir a tentativa de entubação.

É necessário introduzir o auscultador apenas até que a marca da glote pare ao nível das cordas vocais. Isto assegurará que a extremidade do tubo na traqueia se encontra aproximadamente a meio, entre as cordas vocais e a bifurcação.

De seguida, é necessário esticar o laringoscópio. Para o fazer, segurar firmemente o tubo com a mão direita junto aos lábios da criança ou pressioná-lo com o dedo para o céu, e retirar cuidadosamente o laringoscópio (Fig. 21) com a mão esquerda, sem alterar a posição do tubo.

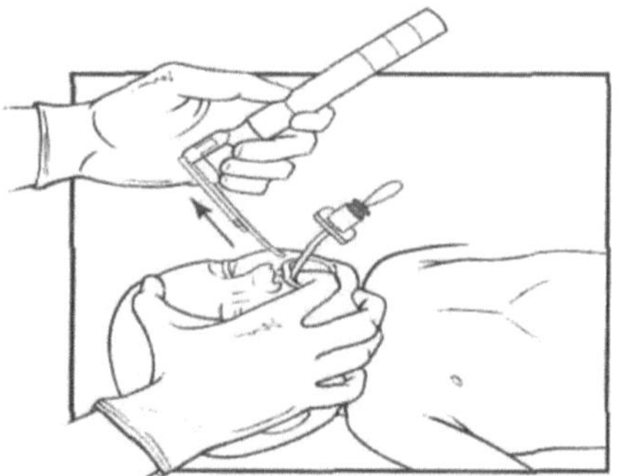

*Fig. 21.* **Remoção do laringoscópio.**

*Os sinais de uma inserção correcta do tubo são os seguintes*

- movimentos visíveis do tórax durante cada ventilação;

- os sons respiratórios são ouvidos em ambos os pulmões, mas o som do ar a entrar no estômago não é ouvido;

- não há sinais de distensão progressiva do estômago durante a ventilação;

- A condensação de vapor é visível no meio do tubo quando a criança expira.

**A posição errada do tubo é pior do que a sua ausência!**

*É muito provável que o tubo não esteja localizado na traqueia, mas sim no esófago, se existirem os seguintes sintomas:*

- não há excursões do tórax;

- os ruídos respiratórios sobre os pulmões são mal conduzidos;

- ouve-se o ruído do movimento do ar sobre o estômago;

- não há condensação no tubo;

- o estômago começa a aumentar;

- o monitor não mostra a presença de $CO_2$ exalado;

- Apesar da ventilação sob pressão positiva, o recém-nascido mantém a cianose e a bradicardia.

***Se houver suspeita de que o tubo está inserido no esófago, deve:***

- segurando-o com a mão direita, com a esquerda, voltar a introduzir a lâmina do laringoscópio para ver a glote e determinar se o tubo passa entre as cordas vocais;

- se o tubo estiver na posição correcta, estendê-lo, ventilar com um saco e uma máscara para estabilizar o ritmo cardíaco e melhorar a cor da pele e, em seguida, repetir o procedimento de intubação.

***Os sinais de um tubo no brônquio principal direito (o tubo está inserido demasiado fundo) são os seguintes***

- os ruídos respiratórios só são ouvidos na metade direita do tórax;

- a respiração do lado direito é um pouco mais ruidosa do que a do lado esquerdo;

- a cor da pele não melhora ou a frequência cardíaca não aumenta (Fig. 22).

Se o tubo estiver inserido demasiado fundo, puxe-o um pouco para cima.

A profundidade de introdução do tubo endotraqueal (a distância entre a extremidade do tubo e o bordo vermelho do lábio superior) depende do peso corporal da criança: com um peso de 1 kg, a profundidade é de 7 cm; 2 kg - 8 cm; 3 kg - 9 cm; 4 kg - 10 cm. Pode ser calculada pela fórmula m + 6, em que m é o peso da criança (kg). Para controlar a profundidade de introdução do tubo endotraqueal, é necessária uma radiografia dos órgãos torácicos.

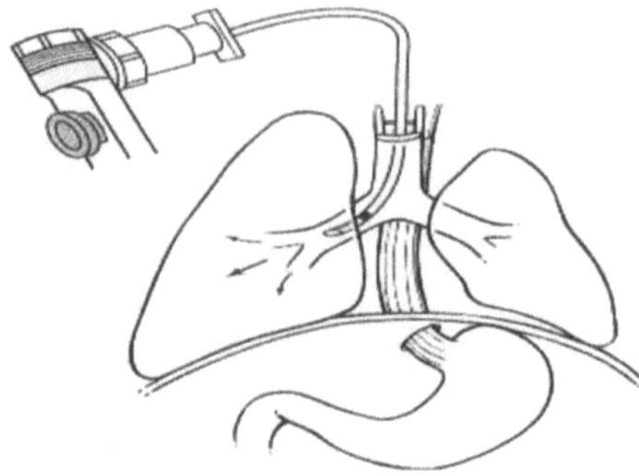

*Fig. 22.* **Encontrar um tubo no brônquio principal direito.**

## PRINCÍPIO DE REANIMAÇÃO D

O princípio D (DRAGS) é a utilização de fármacos. Se a frequência cardíaca do recém-nascido se mantiver inferior a 60 por minuto após ventilação auxiliar durante 30 s e massagem cardíaca indireta coordenada adicional com ventilação durante 30 s, então a adrenalina está indicada.

Medicamentos utilizados na reanimação primária de recém-nascidos.

*Tabela 6.*

| Uma droga | A concentração da solução injectada | Dose / via de administração | Característica Introdução Velocidade |
|---|---|---|---|
|  |  |  |  |

| Epinefrina (Adrenalina) | 1:10 000 | 0,01-0,03 mg/kg iv 0,1-0,3 ml/kg iv 0,05-0,1 mg/kg em ETG 0,5-1,0 ml/kg em ETG | O jato pode ser repetido após 3-5 minutos |
|---|---|---|---|
| Uma solução de NaCl , solução de ringer de lactato | 0,9% | | Introduzir em 3-5 minutos, pode ser repetido após 5-10 minutos |

***O cloridrato de adrenalina*** é um pacemaker que aumenta a força e a frequência cardíaca, mas também provoca vasoespasmo periférico. A adrenalina não está indicada enquanto não for estabelecida uma ventilação eficaz, uma vez que a sua administração é inútil enquanto a mistura de airoxigénio não for ativamente bombeada para os pulmões. Além disso, a adrenalina aumenta a carga sobre o coração e o consumo de oxigénio pelo miocárdio, o que, em condições de deficiência, pode causar uma violação do músculo cardíaco.

A adrenalina deve ser administrada da forma mais acessível, o que garantirá o fluxo do fármaco para o miocárdio. O miocárdio é alimentado com

sangue das artérias coronárias situadas diretamente atrás do ventrículo esquerdo, pelo que a adrenalina tem de entrar no sangue, que chega rapidamente ao coração.

*As vias mais acessíveis para a administração de adrenalina são as seguintes:*

- através do tubo endotraqueal. A adrenalina, administrada por via endotraqueal, é absorvida pela corrente sanguínea das veias pulmonares, que vão diretamente para o coração. No entanto, neste caso, o efeito é mais lento do que quando o fármaco é injetado diretamente no sangue, porque demora algum tempo a ser absorvido nos pulmões;

- através de um cateter numa veia do cordão umbilical. A adrenalina entra na veia cava inferior, que flui para a aurícula direita. Esta via de administração de adrenalina é mais eficaz, porque a concentração desejada da substância é atingida mais rapidamente, mas com esta via de administração, gasta-se mais tempo no cateterismo do vaso.

**A introdução de adrenalina através do tubo endotraqueal pode ser efectuada de duas formas:**

- diretamente no tubo endotraqueal, pelo que, através de ventilação sob pressão positiva, o medicamento é distribuído nos pulmões;

- através de um tubo gástrico de 5 F inserido no tubo endotraqueal. Este método permite que o reanimador se certifique de que a adrenalina entra nos pulmões e não se deposita nas paredes do tubo e nos seus colectores (uma vez que o tubo é relativamente grande, pode utilizar 0,5-1 ml de uma solução isotónica para eliminar o fármaco das paredes). Após a administração da adrenalina, a sonda é retirada e a ventilação é continuada sob pressão positiva. A adrenalina deve ser diluída com uma solução isotónica na proporção de 1:10, ou seja, 1 ml de adrenalina a 0,1% deve ser adicionado a 9 ml de solução isotónica, obtendo-se assim 0,01% de adrenalina[5].

*Indicações de utilização:*

- Uma frequência cardíaca inferior a 60 batimentos em 1 minuto após ventilação dos pulmões com oxigénio a 100% com massagem cardíaca indireta durante 60 segundos[1].

- Ausência de contracções cardíacas (assistolia) em qualquer momento da reanimação.

- A epinefrina é administrada o mais rapidamente possível em / numa dose de 0,1-0,3 ml/kg de solução a uma concentração de 1:10000, seguida da administração de 0,5-1,0 ml de soro fisiológico.

- Ou uma dose endotraqueal de epinefrina 0,5-1,0 ml/kg uma vez, se não houver acesso venoso.

- Após a introdução de adrenalina na traqueia, é importante efetuar imediatamente várias ventilações eficazes sob pressão positiva.

- Continue a massagem indireta do coração. Avaliar o ritmo cardíaco a cada 30 segundos. Se não houver efeito, repetir a administração de epinefrina a cada 3-5 minutos. Injecções repetidas apenas i/v. Não são recomendadas grandes doses de epinefrina i/v para a reanimação de recém-nascidos, uma vez que a sua administração pode causar danos no cérebro e no coração da criança.

**Fundos que normalizam a BCC:**

- Solução de cloreto de sódio a 0,9%.

- Solução de Ringer com lactato.

*Indicações de utilização:*

- A falta de reação da criança à reanimação.

- A criança está em estado de choque (palidez da pele, pulso de enchimento fraco, bradicardia persistente, ausência de sinais de melhoria da circulação sanguínea, apesar de todas as medidas de reanimação).

- Há evidência anamnésica de perda de sangue fetal (hemorragia uterina profusa, placenta prévia, transfusão feto-fetal, etc.).

- A dose inicial da solução volémica é de 10-20 ml / kg, é administrada lentamente, em jato, durante 5-10 minutos. A mesma dose pode, se necessário, ser repetida após 10 minutos.

**A técnica de cateterização da veia umbilical é a seguinte:**

**1.** Em condições estéreis, cortar o cordão umbilical com um bisturi por baixo do penso, a uma distância de 1-2 cm do anel umbilical. O corte deve ser efectuado perpendicularmente ao cordão umbilical e não em ângulo.

**2.** Colocar uma ligadura solta no cordão umbilical.

**3.** Introduzir um cateter cheio de uma solução isotónica na veia do cordão umbilical. A veia do cordão umbilical parece uma grande estrutura de paredes finas, localizada a 1112 horas do mostrador. Nas duas artérias do cordão umbilical, as paredes são mais espessas e, regra geral, encontram-se uma perto da outra na zona das 4-8 horas. A veia do cordão umbilical vai até ao coração, pelo que o cateter também deve ser avançado nesta direção.

**4.** Continuar a introduzir o cateter a uma profundidade de 2-4 cm, puxando o êmbolo para fora da seringa até que haja livre fluxo de sangue do vaso (Fig. 23).

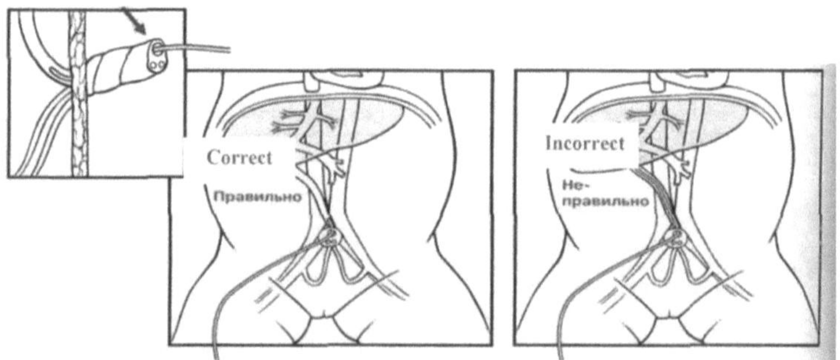


*Fig. 23.* **Cateterização da veia do cordão umbilical.**

**Fim da reanimação.**

Se a criança não detetar contracções cardíacas (assistolia) dentro de 10 minutos, num contexto de reanimação contínua e adequada, a reanimação deve ser interrompida.

# AUTOCONTROLO DA ACEITAÇÃO DO TEMA.

**1. Antes do nascimento dos alvéolos nos pulmões do feto:**

a)  em estado de colapso; c) cheios de líquido;

b)  endireitado; d) cheio de ar.

**2. Após o nascimento, os esforços respiratórios enérgicos da criança favorecem a absorção pelos pulmões:**

a)  oxigénio; c) líquido pulmonar;

b)  dióxido de carbono; g) azoto.

**3. Após a expansão dos alvéolos dos pulmões no recém-nascido:**

a)  as arteríolas pulmonares expandem-se;

b)  as arteríolas pulmonares estreitam-se;

c)  o lúmen das arteríolas pulmonares não se altera.

**4. Uma criança que respira ativamente, tem uma cor de pele rosada, não tem resíduos de mecónio na pele e nasceu após a passagem da luz perto das águas fetais, em caso de reanimação primária:**

a)  precisa; b) não precisa.

**5. Recém-nascido com baixo tónus muscular e risco de aspiração de mecónio na laringoscopia direta e aspiração do conteúdo da traqueia através do tubo endotraqueal:**

a)  precisa; b) não precisa.

**6. A posição correcta da cabeça, mas congénita, para a aspiração:**

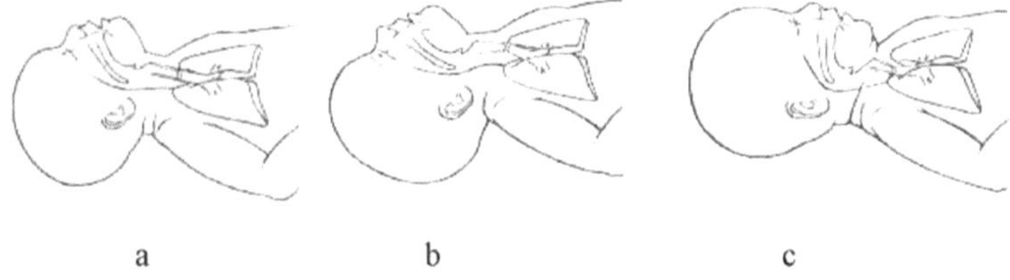

a         b         c

**7. Os métodos correctos para a estimulação tátil de um recém-nascido:**

a)  palmadinha nas costas; c) palmadinha nas solas;

b)  esfregar as costas; g) compressão do tórax.

**8. Se a criança estiver num estado de apneia secundária, a estimulação tátil em si mesma:**

a)  estimulará a respiração;

b)  não estimulará a respiração;

c)  estimulará os movimentos autónomos da criança.

**9. Se, após a estimulação tátil, o recém-nascido continuar a não respirar, deve fazê-lo:**

a)  continuar a estimulação adicional;

b)  iniciar a ventilação dos pulmões sob pressão positiva;

c)  iniciar uma massagem indireta ao coração.

**10.  Se a criança respirar, mas a cianose persistir, devem ser dados os seguintes passos iniciais:**

a)  colocá-lo sob uma fonte de calor;

b)  aspirar o conteúdo da boca e do nariz;

c)  secar e estimular;

d)  apanhar todas as fraldas molhadas;

e)  permitir um fluxo livre de oxigénio.

**11.  O recém-nascido nasceu com vestígios de mecónio na pele, mas respira bem, tem uma cor rosada, um tónus muscular normal e um ritmo cardíaco de 120 por minuto. As acções correctas:**

a)  laringoscopia e aspiração do conteúdo da traqueia com um tubo endotraqueal;

b)  aspiração do conteúdo da boca e do nariz com uma pera ou um cateter;

c)  ventilação dos pulmões sob pressão positiva.

**12.  O recém-nascido não respira e está cianótico. As suas vias respiratórias foram libertadas e foi realizada estimulação tátil. 30 s após o nascimento, não há melhoria clínica. O passo seguinte:**

a)  continuar a estimulação tátil;

b)  iniciar a ventilação sob pressão positiva;

c) entubar a traqueia.

**13. Máscara de tamanho correto:**

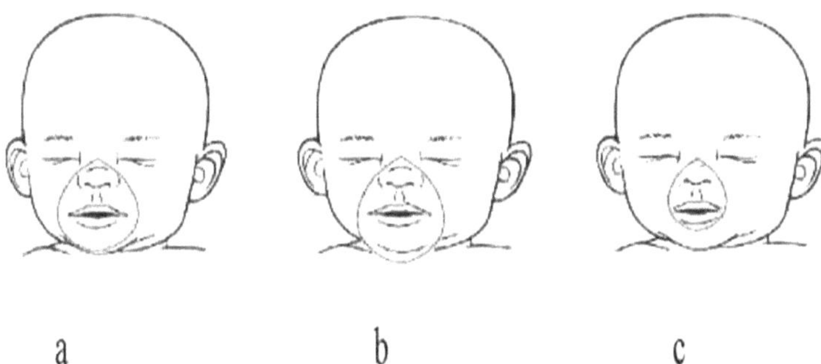

a      b      c

**14. Posição correcta para ventilação com saco de reanimação:**

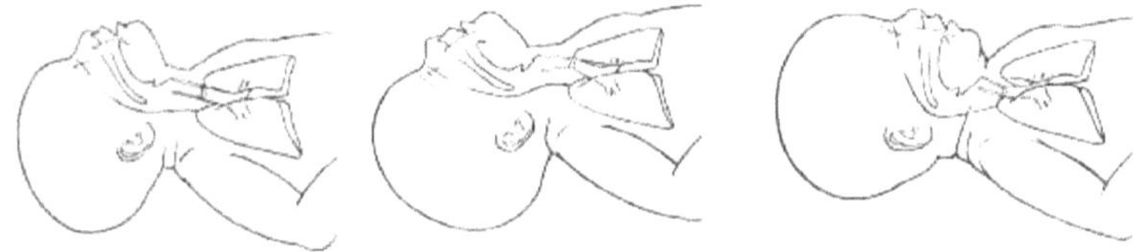

**15. A posição correcta do trabalhador médico durante o saco de reanimação de ventilação assistida:**

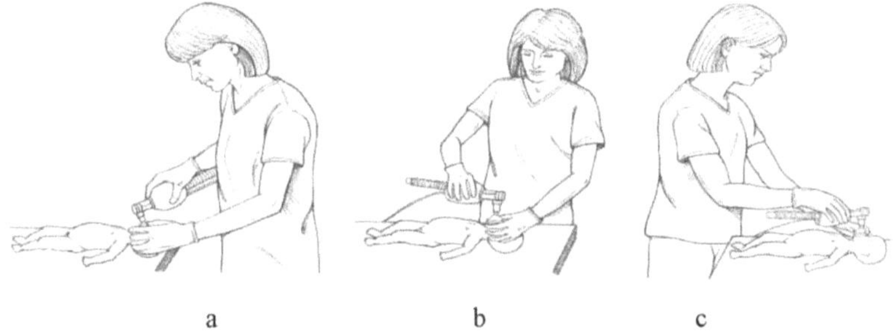

a      b      c

**16. Durante a ventilação da criança, o saco de reanimação deve ser comprimido com uma frequência de:**

a) 10-20 por minuto; c) 40-60 por minuto;

b) 20-30 por minuto; d) 80-100 por minuto.

**17. A profundidade aproximada de inserção da sonda orogástrica é:**

a)  a distância entre o lóbulo da orelha e o processo xifoide do esterno;

b)  a distância do nariz ao lóbulo da orelha e do lóbulo da orelha ao processo xifoide do esterno;

c)  a distância entre a ponte do nariz e o lóbulo da orelha.

**18.  Coordenar o tempo da massagem indireta do coração e das veias de tilação ajuda a frase:**

a)  "Um-e-dois-e-três-e-respirar";

b)  "Inspire-Expire-Inpire-Expire";

c)  Um-e-em-dois-e-em";

d)  "Um, dois, três, quatro."

**19.  A relação correcta entre o número de compressões e a ventilação:**

a) 1 para 1; b) 2 para 1; c) 3 para 1; d) 4 para 1.

**20.  O método de descompressão correto:**

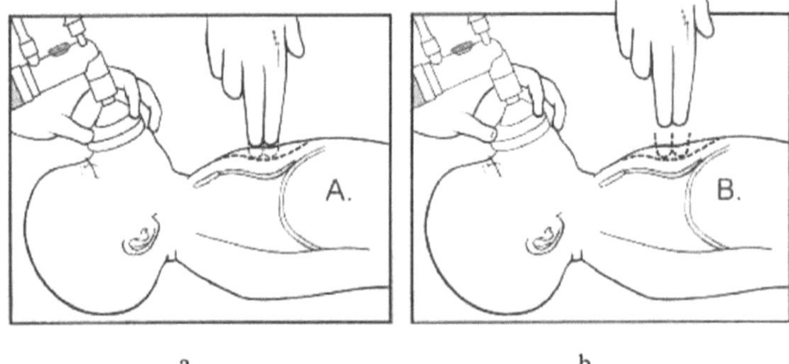


**21.  Durante a ventilação sob pressão positiva em simultâneo com uma massagem cardíaca indireta, o número total de acções (compressões e ventilação) por minuto deve ser:**

a)  60; c) 120;

b)  90; d) 180.

**22.  O recém-nascido não respondeu à ventilação e à massagem cardíaca indireta, e o seu estado requer a administração de adrenalina para estimular a atividade cardíaca. Métodos disponíveis para a**

**administração de adrenalina nesta situação:**

a)  diretamente na traqueia através de um tubo endotraqueal;

b)  diretamente na traqueia através de uma sonda orogástrica;

c)  na veia do cordão umbilical através de um cateter.

**23.  A realização da entubação traqueal não deve durar mais tempo:**

a)  10 s; c) 30 s;

b)  20 s; d) 40 s.

**24.  Se a primeira tentativa de entubar a traqueia dentro do tempo especificado na questão anterior falhou, deve:**

a)  continuar as tentativas de entubação até obter sucesso;

b)  interromper a intubação e efetuar a ventilação auxiliar com um saco;

c)  iniciar uma massagem indireta ao coração.

**25.  A forma correcta de levantar a língua para ver a zona da faringe:**

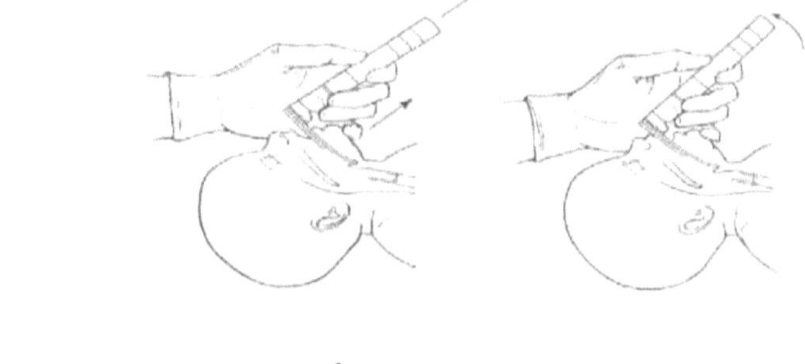

a                              b

**26. Foi introduzido um tubo endotraqueal no recém-nascido e a ventilação foi efectuada através do mesmo sob pressão positiva. Durante a auscultação com um estetoscópio, a respiração é efectuada simetricamente com a mesma intensidade em ambos os lados do peito da criança. Também não se ouve qualquer ruído de entrada de ar no estômago. Suspeita-se que o tubo endotraqueal esteja:**

a) no esófago; b) na traqueia; c) no brônquio principal direito.

**27.  Foi introduzido um tubo endotraqueal no recém-nascido e a**

ventilação foi efectuada através do mesmo sob pressão positiva. Durante a auscultação não se ouvem sons respiratórios em nenhum dos lados do tórax e acima do estômago ausculta-se o movimento do ar. Presume-se que o tubo endotraqueal esteja localizado:

a) no esófago; b) na traqueia; c) no brônquio principal direito.

**28. Foi introduzido um tubo endotraqueal no recém-nascido e a ventilação foi efectuada através do mesmo sob pressão positiva. Durante a auscultação, ouvem-se ruídos respiratórios no lado direito do tórax, mas não se ouvem no lado esquerdo. Ao verificar a profundidade da inserção do tubo, verifica-se que é maior do que o necessário. É necessário:**

a)  retirar o tubo endotraqueal;

b)  empurrar o tubo endotraqueal para mais fundo;

c)  apertar ligeiramente o tubo endotraqueal para cima;

d)  efetuar a auscultação depois de mudar a posição do tubo.

**29.  Características anatómicas e fisiológicas dos recém-nascidos, importantes para a intubação traqueal:**

a)  uma língua relativamente grande;

b)  pescoço curto;

c)  localização elevada da laringe;

d)  pele fina;

e)  uma traqueia relativamente curta.

**30.  Se a frequência cardíaca do recém-nascido se mantiver inferior a 60 por minuto, então pode repetir a introdução de adrenalina a cada:**

a) 10 s; b) 30 s; c) 1 min; d) 5 min.

**Respostas:**

| | | | | | |
|---|---|---|---|---|---|
| 1 | c | 11 | b | 21 | c |
| 2 | a | 12 | b | 22 | c |
| 3 | a | 13 | a | 23 | b |
| 4 | b | 14 | a | 24 | b |
| 5 | a | 15 | a | 25 | a |
| 6 | a | 16 | c | 26 | b |
| 7 | b | 17 | b | 27 | a |
| 8 | b | 18 | a | 28 | c |
| 9 | b | 19 | c | 29 | d |
| 10 | c | 20 | a | 30 | b |

## LITERATURA:

1. "Directrizes sobre reanimação básica do recém-nascido". OMS 2012, http: // www.who.int/about/licensing/copyright form/en/index.html

2. "Cuidados primários e de reanimação para recém-nascidos", aprovado pelo Ministério da Saúde e do Desenvolvimento Social da Federação Russa em 2010 (P&RCN, 2010).

3. Coleção de protocolos clínicos em neonatologia: Issue. 2. - B.: 2016.

4. "Reanimação primária do recém-nascido", E. N. Alferovich, I. A. Loginova, A.V. Sapotnitsky, Recomendação pedagógica e metodológica para aulas no laboratório de formação prática, 2016.

5. Fabricado por Leardal Medical AS, Tanke Svilandsgate 30P.O. Box 377, 4002 Stanvanger Noruega. www.leardal.com

6. Centro Pediátrico do Coração, Hospital Pediátrico da Universidade de Fudan, Xangai, China, 2014 http://dx.doi.org/10.1016/

# Índice

# PARA NOTAS

62

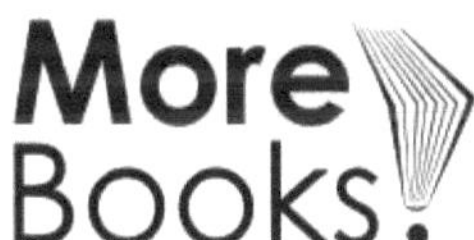


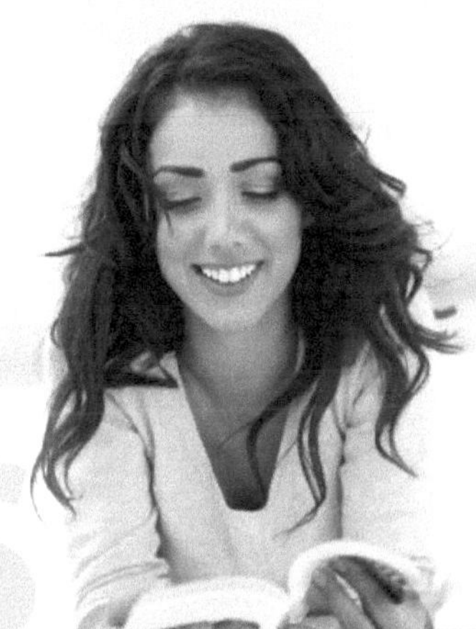

# I want morebooks!

Buy your books fast and straightforward online - at one of world's fastest growing online book stores! Environmentally sound due to Print-on-Demand technologies.

Buy your books online at
**www.morebooks.shop**

Compre os seus livros mais rápido e diretamente na internet, em uma das livrarias on-line com o maior crescimento no mundo! Produção que protege o meio ambiente através das tecnologias de impressão sob demanda.

Compre os seus livros on-line em
**www.morebooks.shop**

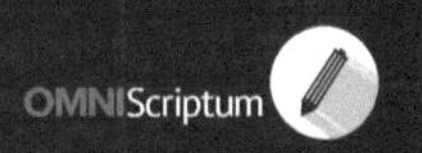

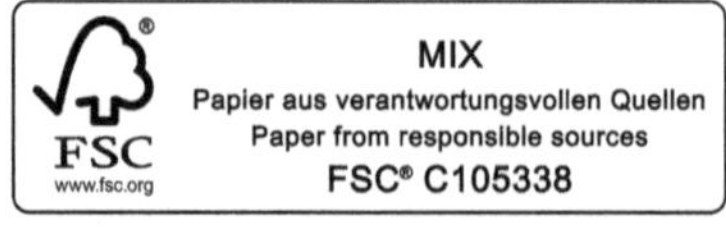